im

CONTRIBUTION

A L'ÉTUDE DE

L'ALCOOLISME EN NORMANDIE

NOTES ET DOCUMENTS

SUR

Le bilan de l'alcoolisme dans l'Eure au XIX° siècle

PAR

Le D' Raoul LEROY

Médecin adjoint de l'asile des aliénés d'Évreux.

ÉVREUX

IMPRIMERIE DE CHARLES HÉRISSEY

4, RUE DE LA BANQUE, 4

1902

CONTRIBUTION

A L'ÉTUDE DE

L'ALCOOLISME EN NORMANDIE

PRINCIPAUX TRAVAUX ET PUBLICATIONS DU MÊME AUTEUR

Observation d'un cas d'amnésie rétro-antérograde consécutif à une intoxication aiguë par l'oxyde de carbone. *Gazette hebdomadaire de médecine et de chirurgie*, juillet 1895.

Les persécutés-persécuteurs. *Thèse de Doctorat.* Steinheil, 1896.

Morphinisme et morphinomanie (couronné par l'Académie de médecine, prix Falret, 1896), en collaboration avec le Dr Antheaume.

Etude historique sur l'asile des aliénés de Quimper, in *Rapport au Conseil général du Finistère*, 1897.

Un cas de fétichisme du mouchoir, in Thoinot, *Attentats aux mœurs et perversions sexuelles.* Doin, 1898.

Observation de goitre exophtalmique guéri par l'électricité. *Presse Médicale*, juin 1899, en collaboration avec le Dr Veslin.

Hallucinations psycho-motrices chez un paralytique général. *Archives de neurologie*, novembre 1899.

Dipsomanie morphinique. *Revue de psychiatrie*, novembre 1899, en collaboration avec le Dr Antheaume.

L'alcoolisme dans le Finistère au XIXe siècle. *Annales d'hygiène publique et de médecine légale*, février 1900.

Tableaux graphiques concernant l'alcoolisme dans les départements du Finistère et de l'Eure. (*Exposition universelle de 1900, classe 112, médaille d'argent.*)

Rapport médico-légal sur un cas d'exhibitionnisme épileptique. *Annales d'hygiène publique et de médecine légale*, janvier 1901.

Considérations sur le suicide dans la paralysie générale. *Société médicale de l'Yonne*, séance du 4 mai 1901.

L'alcoolisme dans l'Eure au XIXe siècle. *Revue générale des sciences pures et appliquées*, juillet 1901.

Le mutisme hystérique dans l'histoire. *Archives de neurologie*, décembre 1901.

Du rôle de l'alcool en pathologie mentale (couronné par l'Académie de médecine, prix Civrieux, 1901).

CONTRIBUTION

A L'ÉTUDE DE

L'ALCOOLISME EN NORMANDIE

NOTES ET DOCUMENTS

SUR

Le bilan de l'alcoolisme dans l'Eure au XIX° siècle

PAR

Le Dr Raoul LEROY

Médecin adjoint de l'asile des aliénés d'Évreux.

ÉVREUX

IMPRIMERIE DE CHARLES HÉRISSEY

4, RUE DE LA BANQUE, 4

1902

CONTRIBUTION

A L'ÉTUDE DE

L'ALCOOLISME EN NORMANDIE

NOTES ET DOCUMENTS

SUR

LE BILAN DE L'ALCOOLISME DANS L'EURE AU XIXᵉ SIÈCLE

Le nord et le nord-ouest de la France partagent le triste privilège d'avoir la consommation alcoolique la plus élevée de notre pays. Dans un travail antérieur[1], nous avons publié un certain nombre de documents sur l'alcoolisme breton ; nous nous proposons aujourd'hui d'étudier l'alcoolisme en Normandie et principalement dans le département de l'Eure.

En Bretagne, le grand fléau est le petit verre d'eau-de-vie ; en Normandie, c'est le café. Il est vrai que la manière de prendre cette boisson hygiénique est assez particulière. La tasse de café ne semble qu'un excipient destiné à l'absorption d'une quantité d'alcool variant de 30 à 200 grammes pour chaque individu. Le café pur semble ici une chose sans valeur et sans goût, on préfère n'en point boire si le condiment fait défaut. De bons esprits veulent combattre le péril éthylique en

[1] Dᵣ Raoul Leroy. L'alcoolisme dans le Finistère au XIXᵉ siècle. *Annales d'hygiène publique et de médecine légale*, février 1900.

donnant au peuple du thé et du café à bon marché. Le dégrèvement de ces boissons pourra, nous en sommes convaincu, faire baisser la consommation de l'eau-de-vie dans la plus grande partie de la France, mais il sera, pour la Normandie, une prime à l'alcoolisme.

Si nous entrons dans une auberge à la fin du déjeuner, nous voyons le Normand se faire servir une tasse de café accompagnée d'un flacon d'eau-de-vie de cidre dite calvados. Une première gorgée de café bue, il complète le vide avec l'alcool en remplissant non seulement la tasse, mais la soucoupe. Il « réchauffe » avec du café. De nouveaux vides sont aussitôt comblés et au bout d'un certain temps la tasse contient presque exclusivement de l'eau-de-vie.

C'est surtout les jours de marché que le café à l'alcool coule à flots [1]. Ces réunions agricoles sont des motifs perpétuels de déplacement, des causes de mauvaises habitudes pour les cultivateurs. Les affaires se traitent au cabaret où l'on prend le *gloria*, le *pousse-café*, la *rincette*, la *surrincette*, la *consolation*, etc., etc. Tous ceux

[1] Il y a longtemps que les foires et les jours de fête sont des occasions de débauche. M. Léopold Delisle cite à ce propos un curieux manuscrit de Nicolas de Clemanges (xi° siècle) qui se trouve dans la cathédrale de Bayeux : « Non ergo ab illis festa in templo celebrantur non in domo, tota in taberna celebritatis solennia aguntur. Illuc pene a solis ortu conveniunt et ad noctis sæpe medium demorantur, jurant, perjurant, blasphemant. clamant, contendunt, altercantur, cantant, fremunt, perstrepunt, tumultuantur ; mercantur præterea, paciscuntur, operas suas locant, negotio tractant, concordant, discordant, paces facient. Ex singulis autem contractibus vino abunde hauriuntur quæ sæpe principalis sortis excesserint. Cum interea infelices conjuges, miserique liberi, quibus ille non est festus dies. jejunio atque inedia domi confecti, tota pene septimana esurire coguntur, illiusque festivæ voracitatis cum lachrymis et singultibus et plerumque cum verberibus pœnas exolvere ». Ce tableau si vivant d'un jour de foire au moyen âge est curieux à plus d'un titre. On y voit, entre autres. que l'intempérance y régnait en maîtresse ; le vin tenait à cette époque la place de l'eau-de-vie.

que leur profession oblige à fréquenter quotidiennement les foires (bouchers, marchands de veaux, de
porcs, de chevaux, etc.) absorbent au moins la valeur
de dix à quinze petits verres d'alcool par jour.

Du cabaret, l'intempérance a gagné la famille et on
peut dire qu'aujourd'hui le Normand s'alcoolise à domicile. La femme prend le café au déjeuner comme son
mari, les enfants l'imitent ; toute la maison s'intoxique
à plaisir. Les hygiénistes ont montré les dangers de cet
empoisonnement lent et continu. Les pires alcooliques
ne sont pas ceux qui une fois, par hasard, roulent sous
la table après un repas copieux ou s'abrutissent dans
une bordée passagère. Ce sont les gens qui, victimes
de coutumes en apparence innocentes, s'imprègnent tous
les jours d'un toxique qui amènera fatalement, au bout
d'un temps plus ou moins long, les graves altérations
de l'organisme qui constituent la pathologie moderne
de l'alcoolisme.

Ces habitudes fàcheuses sont actuellement si bien
passées dans les mœurs que l'ouvrier des fermes s'en-
tend avec son patron pour avoir chaque midi son café à
l'eau-de-vie. Il gagne plus s'il veut s'en abstenir, mais
on compte ceux qui sont capables de cette sobriété. A
l'époque des grands travaux agricoles, le fermier emporte
dans les champs le déjeuner de son personnel ; il a soin
de ne pas oublier le « café » composé dans la proportion
d'un litre de café sucré pour un demi-litre de calvados.
Chacun prend, en guise de dessert, un grand verre de
ce mélange.

Il est une boisson : le *phlipp*, dont l'usage, général
autrefois dans les campagnes, a diminué sans toutefois
avoir disparu. C'est un mélange de cidre et d'eau-de-vie,

dans la proportion de 3 contre 1, qu'on prend chaud et sucré. Ce breuvage, qui peut être considéré comme le punch normand, amène très rapidement une ivresse particulière, caractérisée surtout par la fréquence de l'amnésie et des symptômes de gastro-entérite aiguë.

Les différents corps de métiers des villages (maçons, charrons, couvreurs, menuisiers, etc.) s'empoisonnent à qui mieux mieux avec le *jambin* ou *jambinet*. Cette consommation consiste dans l'addition à une ration ordinaire de café d'un ou deux décilitres d'eau-de-vie, le tout chauffé ensemble à la température voulue. Il n'est pas d'ouvrier qui ne prenne chaque jour au chantier un jambinet; on ne saurait travailler sans cela : les apprentis sont chargés d'en approvisionner l'atelier. Les employés des gares suivent cet exemple : les wagons sont lourds à manœuvrer, les bras se fatiguent, vite un jambinet.

Nous venons de dire quelques mots de l'alcoolisme dans les campagnes normandes; le mal est encore plus grand, si possible, dans la population des petits centres industriels de nos vallées. Là dominait le calvados, ici règnent le trois-six et l'absinthe. M. le Dr Girot, le distingué médecin de Tillières-sur-Avre (Eure), a bien voulu nous communiquer quelques renseignements à ce sujet. Parmi les ouvriers, les alcooliques sont légion : on boit en dehors de l'usine après la sortie, dans l'usine pendant le travail et à l'heure des relais. La sévérité des règlements et l'extrême surveillance des directeurs n'empêchent pas l'eau-de-vie de passer en fraude. Si nous essayons de nous rendre compte de ce qu'un ouvrier peut absorber chaque jour, nous trouvons ceci : le matin, en se rendant à l'ouvrage, les camarades entrent chez un débitant pour « tuer le ver », c'est-à-dire avaler un petit verre de trois-six ; quelques vieux prennent un genièvre, une infime minorité de délicats se contente d'un verre de vin blanc ; — avant le déjeuner, absinthe jouée aux dés sur le comptoir du cabaret ; — après le déjeuner, café à l'alcool pris en famille avec la femme et les enfants ; — avant le dîner, nouvelle absinthe.

En outre, les équipes de nuit (le personnel veille à tour de rôle une semaine) reprennent un « café » le soir avant de se remettre à la besogne, et un autre au relais de minuit, heure réglementaire du repas. Comme toujours, boire du café signifie boire de l'eau-de-vie. Tout cela n'est pas suffisant. A la faveur de l'obscurité, les plus hardis escaladent les murs et courent chez le « mastroquet » le plus proche. Au signal convenu, quelle que soit l'heure, le marchand ouvre ses volets et livre les bouteilles que l'on vide en commun à l'atelier.

Il ne faut pas croire que l'alcoolisme soit l'apanage des classes pauvres ; ce fléau étend ses ravages sur la société entière. Quantité d'artisans travaillant à leur compte, ayant une aisance relative, s'en vont chaque matin de café en café jouer l'absinthe avec le patron. Ils font successivement tous les débits et le public trouve cette conduite naturelle.

Le bourgeois, le commerçant ne sont pas plus sages. Chez eux le vin, le cognac, l'eau-de-vie de cidre, la chartreuse sont en grand honneur.

Les repas de famille, eux-mêmes, surtout chez les propriétaires ruraux, sont devenus une cause puissante d'alcoolisme. Le Normand aime la bonne chère : « il faut qu'il *mâque* » (mâcher, manger), a dit Flaubert. Un certain nombre des documents anciens, que nous reproduisons, indiquent cette tendance à se bien traiter. Plus récemment, M. le Dr Tourdot[1] a écrit sur ce sujet un passage très suggestif que nous tenons à citer :

« Il survient dans le courant de l'année une série d'orgies plus ou moins motivées apparemment. Plantées comme des jalons de distance en distance sur le chemin de l'intempérance, elles s'étalent au grand jour, nombreuses, entretenues et soutenues par une vanité, un orgueil aussi déplorables que stupides. En ce qui concerne leur fréquence, comme aussi et surtout le degré qu'elles atteignent, nous ne pensons pas que nulle part ailleurs dans les campagnes on observe rien de comparable. Fêtes de famille, fêtes locales religieuses ou civiques, assemblées, premières communions, périodes du commencement et de la fin des grands travaux des champs, telles sont ce qu'on pourrait appeler les causes occasionnelles de ces repas plantureux où l'abondance de la nourriture ingérée étonne et rivalise, dans la mesure du possible, avec la quantité de boissons alcooliques englouties. L'Épiphanie et l'Assemblée viennent généralement en première ligne pour ces sortes d'excès. Il n'est pas jusqu'aux repas de noces qui ne soient plus bruyants et plus ébrieux qu'ailleurs, au moins pour la France, aussi sont-ils fréquemment suivis d'accidents morbides, et récemment encore nous avons eu connaissance d'un cas de gastro-entérite chez un homme marié et qui nécessita les secours médicaux la première nuit qui suivit ses noces. Parmi les fêtes dont nous venons de parler, il en est une que nous croyons toute spéciale dans ce pays et qui, si elle a ses analogies dans d'autres régions agricoles telles que la Beauce par exemple, les surpasse de beaucoup par l'abus des spiritueux. Elle est célébrée en partie double ; avant la moisson, c'est « la plus aisée », et après la récolte, c'est « la passée d'août ou caoudet », celle-ci invariablement plus bachique encore que celle-là. Rien n'approche de ces bacchanales insensées où tout le monde se grise à l'envi. Les femmes ne font pas

---

[1] Tourdot. De l'alcoolisme dans la Seine-Inférieure. *Thèse de Paris*, 1886.

exception et les enfants suivent facilement l'exemple de leurs parents : tout cela a droit de cité. »

C'est dans ces repas pantagruéliques où sont successivement apportés sur la table tous les produits de la ferme et de la basse-cour : poulets, lapins, canards, dindes, etc., que le Normand fait son *trou*.

Le trou normand consiste dans l'absorption, au milieu du festin, avant le rôti, d'un ou plusieurs petits verres d'alcool. Le maître de la maison fait assaut de politesse envers ses convives afin de les engager à boire, prétendant que cette libation est indispensable pour manger beaucoup et qu'elle est une panacée contre les appétits faibles. Cet usage est un équivalent démocratique et à bon marché des sorbets au rhum, au kirsch, de la classe bourgeoise.

Les études de Kretscky sur l'action de l'alcool dans la digestion permettent de se rendre compte de la nocivité de cette pratique.

Krestcky met 1 centimètre cube de blanc d'œuf dans 20 centimètres cubes d'eau distillée, additionnée d'une quantité fixe de pepsine et d'acide chlorhydrique ; après six ou huit heures, le bloc d'albumine est complètement dissous. Il ajoute au liquide digestif un peu d'alcool et observe un retard dans la dissolution de l'œuf. La dissolution devient même impossible quand le titre de l'alcool dépasse 20 p. 100. Cette expérience intéressante montre que la présence de l'eau-de-vie dans l'estomac a pour effet non d'activer la digestion, mais de l'arrêter.

Un des côtés les plus tristes de l'alcoolisme normand est la détestable habitude de donner aux enfants des boissons fermentées. Le mal ne paraît pas nouveau.

« Il est rare qu'un Normand boive de l'eau pure ; la nature lui présente des cidres en abondance et la nourrice qui prit soin de son enfance lui fit avaler de cette liqueur assez douce pour flatter son palais, dans cet âge tendre, autant que son propre lait[1]. » Ainsi s'exprimait Le Pecq de la Clôture au xviiie siècle. La chose semble fabuleuse, mais nous avons encore fait du chemin depuis cette époque. Le vin et même l'alcool ont remplacé le cidre. Sous prétexte que les bébés ont des vers, qu'ils ont besoin de « remontant », on leur administre un demi-verre de vin sucré ou un peu d'eau-de-vie. Il est inutile d'ajouter que l'athrepsie, qui survient rapidement dans ce cas, exerce de formidables ravages.

Dès que l'enfant grandit, le cidre et le café entrent de plus en plus dans son alimentation. Comme il n'est pas convenable que les parents aient toutes les douceurs, on lui distribue une part du café familial. Quelle joie pour le père et la mère de voir le tout petit partager leur repas et boire comme un homme.

Nous avons interrogé des bambins de huit à dix ans se rendant à l'école ; la moitié environ prenaient à la maison, comme petit déjeuner, du pain trempé dans une tasse de café mêlé d'eau-de-vie. D'après une enquête faite par nous auprès des instituteurs, un tiers des enfants boivent de l'alcool après le repas. Les petites filles sont victimes des mêmes errements. Plusieurs maîtresses d'école nous ont affirmé avoir vu des élèves ivres l'après-midi et incapables de suivre la classe.

Dans ces conditions, il n'est pas étonnant que la mortalité infantile soit considérable en Normandie et que

---

[1] Le Pecq de la Clôture. Observations sur les maladies et constitutions épidémiques de la Normandie. Rouen, 1778.

les enfants, ainsi éduqués, conservent dans l'âge viril le goût des liqueurs fortes.

Une grande partie de l'alcool consommé en Normandie, surtout à la campagne, est l'eau-de-vie de cidre. Comme elle est obtenue par la distillation à domicile, chacun s'en va répétant que c'est un produit naturel et d'une innocuité parfaite. « Vous pouvez en prendre, de celle-là, c'est de la bonne ; on sait comment que c'est fait. Ce n'est pas comme les eaux-de-vie de commerce. » Il est grand temps que de pareils préjugés disparaissent.

MM. Dujardin-Beaumetz et Audigé ont ainsi classé les alcools, par ordre d'action nocive croissante :

1º Eaux-de-vie de vin.	Qui renferment presque exclusivement de l'alcool éthylique lorsqu'elles sont convenablement distillées.
2º Eaux-de-vie de poiré. 3º Eaux-de-vie de marc de raisins et de cidre.	Qui doivent leur puissance toxique supérieure à la présence des alcools propylique, anantylique et caprylique.
4º Eaux-de-vie de grains. 5º Eaux-de-vie de betterave et de mélasse de betterave.	Qui sont très nocives parce qu'elles renferment des alcools propylique, butylique et amylique.
6º Eaux-de-vie de pomme de terre.	Les plus toxiques parce qu'elles contiennent en proportion variable des huiles essentielles composées d'alcools butylique et amylique.

L'eau-de-vie de cidre occuperait le troisième rang.

Plus récemment, M. Joffroy, étudiant à nouveau la toxicité des alcools, est arrivé aux résultats suivants :

Un litre d'alcool éthylique pur, supposé à 50º, tue 64^k,102
— d'eau-de-vie de Montpellier — 64^k,506
— de kirsch. — 64^k,603
— de rhum de la Martinique. — 64^k,947

Un litre de cognac 1893, supposé à 50° tue 65ᵏ,006
—   d'eau-de-vie cidre.   —   65ᵏ,115
—   d'Armagnac.   —   65ᵏ,129
—   de marc de Bourgogne.   —   68ᵏ,079
—   de prunes.   —   68ᵏ,199

L'eau-de-vie de cidre serait donc plus toxique que le kirsch, le rhum, le cognac.

Du reste, ces conclusions ont amené l'éminent professeur à défendre cette opinion que les méfaits de l'alcoolisme doivent être plutôt attribués à la quantité d'alcool consommé qu'à sa mauvaise qualité, qu'autrement dit toute eau-de-vie est très nocive. « Le tableau ci-dessus montre qu'entre le chiffre minimum 64ᵏ,102 et le chiffre maximum 68ᵏ,199, la différence est bien faible et que l'alcool éthylique est presque aussi toxique que les autres. Les différentes préparations de l'alcool ne font varier que dans des limites assez restreintes le coefficient de toxicité. Nous sommes entièrement autorisé à affirmer que la mauvaise qualité des eaux-de-vie a joué un rôle moindre qu'on a pu le supposer dans le développement de l'alcoolisme et que le facteur de beaucoup le plus important — le seul important — est l'augmentation de la consommation. Il importe donc peu d'améliorer la qualité de l'alcool, de lui enlever ses impuretés, de le rectifier. Si on veut enrayer les progrès de l'alcoolisme, si on veut l'atteindre dans son origine, dans sa cause véritable, il est indispensable d'arriver à diminuer la consommation de l'eau-de-vie ; c'est là que le mal a ses racines et c'est là qu'il convient de l'attaquer, si l'on veut réellement arriver à quelque résultat[1]. »

[1] Clinique de M. le professeur Joffroy. *Gazette des Hôpitaux*, décembre 1896.

Les généralités qui précèdent, quoique s'appliquant à la Normandie tout entière, concernent surtout le département de l'Eure. Médecin depuis plusieurs années de l'asile des aliénés d'Evreux, nous étions à même de voir le péril alcoolique dans toute son étendue. Nous n'avançons rien que nous n'ayons contrôlé et notre unique but est de consigner dans ce travail nombre de documents permettant d'étudier le bilan de l'alcoolisme dans l'Eure pendant la plus grande partie du XIXe siècle.

I

DÉVELOPPEMENT DE LA CONSOMMATION ALCOOLIQUE

Qui pense encore quelquefois au temps où l' « eau-de-vie » était vendue comme remède chez les apothicaires ? Cette époque n'est pourtant pas très éloignée de nous, puisque l'édit qui permettait la vente de l'alcool en détail date de 1674. Dès lors, les abus ne tardèrent pas à se manifester, comme le témoignent ces deux citations de La Bruyère[1] :

« Celui-là est sobre et modéré qui ne s'enivre que de vin ; l'usage trop fréquent qu'ils en ont fait le leur a rendu insipide ; ils cherchent à réveiller leur goût déjà éteint par des eaux-de-vie et par toutes les liqueurs les plus violentes ; il ne manque à leur débauche que de boire de l'eau forte. »

Et ailleurs : « Si nous entendions dire des Orientaux qu'ils boivent ordinairement d'une liqueur qui leur

---

[1] La Bruyère. De la cour. Des jugements.

monte à la tête, leur fait perdre la raison et les fait vomir, nous dirions : cela est bien barbare. »

L'usage de l'alcool ne s'était pas uniquement développé à la cour, il avait rapidement gagné la France entière. Une série d'édits royaux que nous avons trouvés dans le *Recueil des ordonnances, édits, déclarations et arrêts de Sa Majesté sur le fait des aides de Normandie* (Rouen, 1723) montre que l'habitude de boire de l'eau-de-vie était déjà générale dans cette province à la fin du xviie siècle et que des marchands en débitaient même « à porte-col » au coin des rues ponr quelques deniers. (Voir les documents annexés.)

L'alcool absorbé à cette époque était obtenu uniquement par la distillation du vin. Le gouvernement royal, qui tirait de gros revenus du commerce des vins, avait formellement interdit au commencement du xviiie siècle (1713) l'industrie des eaux-de-vie de mélasse, grains, bière, marc de raisins et hydromel. Cet édit, que nous rapportons, permettait seulement la fabrication de l'eau-de-vie de cidre et de poiré dans les provinces de Normandie et de Bretagne, « parce qu'un des principaux revenus de ces deux provinces provient des arbres fruitiers qui y croissent en abondance ». Il était basé non seulement sur la raison financière, mais encore sur la nocivité de ces produits au point de vue de la santé publique, ce qui est assez curieux à signaler en passant.

Le xviiie siècle fut pour l'alcoolisme une période de généralisation. Un savant médecin de l'époque, docteur-régent à Caen, a consigné, dans des travaux jouissant d'une certaine notoriété, des observations qui intéressent l'état normal et la situation économique des populations. « Les hommes de ce pays, dit-il, sont robustes, bien constitués, grands, communément bien de figure, ingénieux, adroits dans les arts, adonnés spécialement à la culture des terres qu'ils cultivent avec beaucoup d'intelligence quoiqu'on leur reproche d'être attachés à la routine ; ils sont courageux et fiers de leur opulence, qu'ils ont grand soin de ne pas cacher, voulant jouir à découvert de leur prospérité... Ils étalent à l'envi leur germe de magnificence dans la parure et la bonne chère ; ils sont même devenus gourmands. Et maintenant que les deux tiers des habitants sont des laboureurs opulents en état d'acheter les terres qu'ils cultivent encore, ou de riches fabricants qui doivent leur aisance à l'industrie, maintenant, dis-je, que le pays abonde en espèces, on est étonné de la quantité de vins et de liqueurs spiritueuses qui s'y consomment[1]. »

Le fléau n'était pas cependant comparable à ce qu'il est aujourd'hui. L'intempérance restait un mal individuel, on comptait les ivrognes. Au XIXe siècle au contraire la sobriété semble l'exception, l'éthylisme devient une maladie générale atteignant plus ou moins les familles dans chacun de leurs membres ; on peut dire de cette affection ce que le fabuliste disait de la peste :

Ils ne mouraient pas tous, mais tous étaient frappés.

La statistique officielle donne à l'Eure le second rang parmi les départements normands classés selon l'importance de leur consommation alcoolique, le premier étant attribué à la Seine-Inférieure. Des hommes éminents, connaissant à fond ces deux départements, pensent qu'en réalité l'Eure occupe la première place. La Seine-Inférieure contient, en effet, une énorme population

[1] Le Pecq de la Clôture, *loco citato*.

flottante (marins des ports, étrangers, baigneurs des villes d'eaux), qui boit beaucoup et augmente le chiffre de l'alcool absorbé sans que l'habitant en prenne sa part. De plus, l'Eure étant un pays essentiellement rural, les bouilleurs de cru y sont beaucoup plus nombreux.

Le développement de l'alcoolisme dans l'Eure pendant le xix° siècle a été prodigieux. Afin de s'en rendre compte dans son ensemble, nous avons tracé le graphique suivant qui indique, pour chaque année de 1827 à 1898, l'effectif de la population et le total d'hectolitres d'alcool consommé (fig. 1).

En examinant la courbe de l'alcool, on voit que, tout en étant d'une façon générale ascensionnelle, elle présente d'assez grandes irrégularités. La marche de la consommation éthylique de l'Eure peut donc être divisée en plusieurs périodes.'

De 1827 à 1847. — *Période d'augmentation progressive.* Le chiffre des hectolitres d'alcool monte peu à peu :

1827	8.652
1830	9.202
1835	10.819
1837	11.001
1838	12.285
1840	14.181
1842	15.338
1844	16.033
1847	17.351

De 1848 à 1857. — *Période de diminution*, présentant deux grands minima

1848	14.839
1854	12.678

La faible consommation de cette époque a peut-être un certain rapport avec la Révolution de Février et les

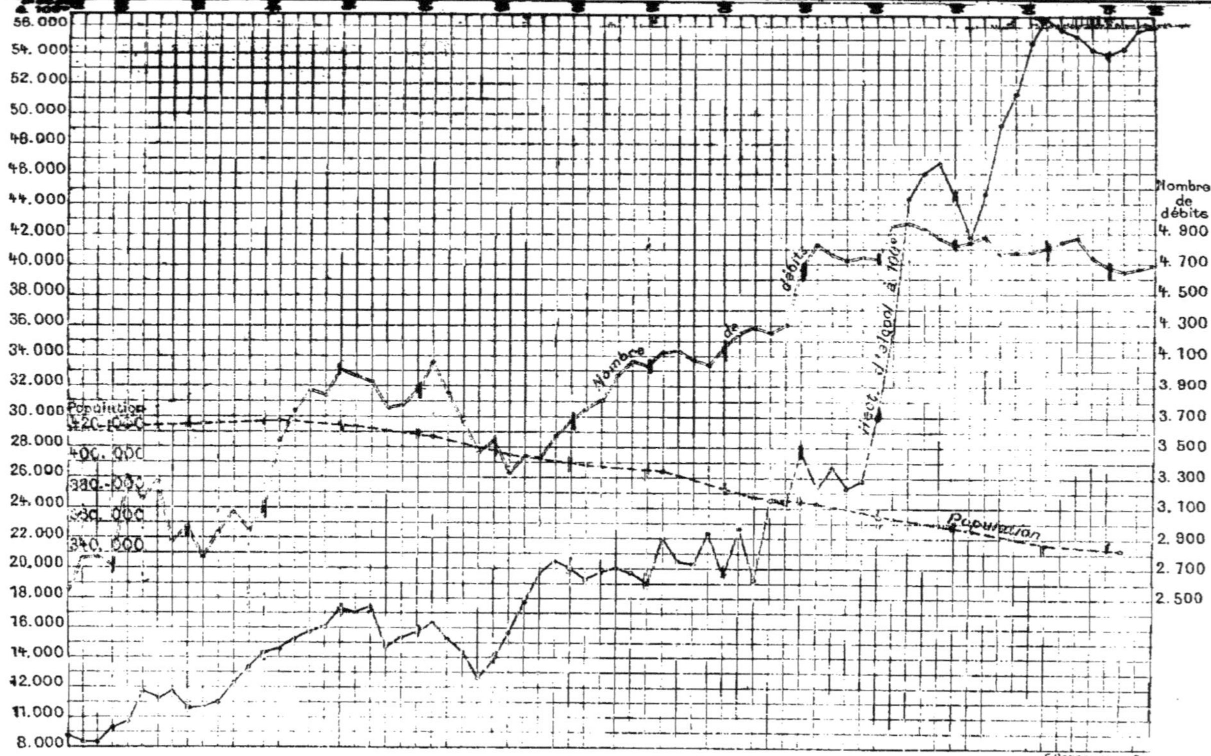

Fig. 1. — Tableau comparatif du mouvement de la population, de la consommation alcoolique et du nombre des débits de boissons dans l'Eure, depuis 1827.

troubles politiques ou sociaux qui la suivirent. Notons aussi que la loi restrictive des cabarets date de 1851. Il est curieux de rapprocher cette diminution du même fait constaté pour le Finistère dans notre précédent travail.

De 1858 à 1871. — *Période stationnaire*. La consommation, qui s'était élevée en 1858 à 20 000 hectolitres environ, oscille pendant quinze ans autour de ce chiffre.

De 1872 à 1898. — *Période d'augmentation excessive et brusque*, surtout à partir de 1879. — La courbe fait un véritable saut.

1873	24.541 hectolitres.
1875	27.863 —
1880	30.071 —
1882	44.385 —
1884	46.755 —
1891	56.652 —

A quoi attribuer cet énorme accroissement survenu en quelques années ? Deux événements importants méritent d'attirer notre attention à ce sujet:

Le 14 décembre 1875, l'Assemblée nationale rétablissait le privilège des bouilleurs de cru[1], qui furent dispensés de toute déclaration préalable et affranchis de l'exercice.

Le 17 juillet 1880, était promulguée la loi autorisant l'ouverture de tout débit de boissons après une simple déclaration.

[1] La loi du 20 juillet 1837, complétée par celle du 16 août 1839, comprit sous la dénomination de bouilleurs de cru et dispensa de l'exercice les propriétaires et fermiers qui distillent exclusivement les vins, cidres, poirés, marcs, lies, cerises et prunes provenant de leurs récoltes.

Les lois du 2 août 1872 et 21 mars 1874 modifièrent légèrement le privilège ainsi concédé en le réduisant à une consommation familiale, exonérée d'impôt, de 40 litres, puis de 20 litres d'eau-de-vie par an.

La question des bouilleurs de cru a soulevé dans le Parlement des luttes passionnées. Les représentants des pays de production ont soutenu qu'il était logique et juste que le cultivateur pût disposer, comme il le veut, de la récolte, fruit de son travail. Mais lorsqu'on voit le mal fait au pays par l'alcoolisme, lorsqu'on considère que cet alcoolisme a pour unique facteur l'excès d'eau-de-vie absorbée, l'hygiéniste a le droit de demander s'il est raisonnable de laisser le bouilleur consommer et faire consommer à sa guise l'eau-de-vie de sa récolte. La France se trouve aujourd'hui dans la nécessité absolue de diminuer sa consommation éthylique. C'est pour elle une question de vie ou de mort. A quoi bon alors fournir presque gratuitement aux habitants des campagnes un breuvage empoisonné qui ne pourra amener que leur déchéance physique, intellectuelle et morale. La légende de l'alcool bienfaisant, de l'alcool nourricier, a trop longtemps duré.

Si l'on veut venir en aide aux agriculteurs, il y a d'autres moyens d'y arriver que de les gratifier d'un pareil cadeau. Le jour où le bouilleur paiera l'impôt de l'eau-de-vie fabriquée par lui, il sera beaucoup moins porté à en faire une consommation individuelle ou familiale. Celle-ci diminuera certainement; c'est là le but à atteindre.

Le principal facteur de l'accroissement éthylique survenu dans l'Eure depuis 1873 doit être attribué aux bouilleurs de cru. Au fur et à mesure que la production de cidre s'élève, leur nombre augmente (16.256 en 1887 — 23.733 en 1895) et l'eau-de-vie devient de plus en plus abondante. Le graphique 2 fait parfaitement ressortir la vérité de ce que nous avançons.

2

Quant à la loi de 1880 sur les débits de boissons, elle semble avoir exercé une influence moins néfaste. La consommation alcoolique a doublé, il est vrai, depuis cette date, mais ce fait n'est peut-être pas imputable aux cabarets car le chiffre en était déjà si élevé qu'il reste à peu près stationnaire (fig. 1).

Marche de la consommation d'alcool par 1.000 habitants et par année, calculée sur le chiffre de la population totale :

	EURE. litres.	FRANCE. litres.
1827	2	»
1830	2,21	1,12
1835	2,54	1,10
1840	3,32	1,40
1845	4,08	1,60
1850	3,73	1,46
1855	3,43	2
1860	5,02	2,27
1865	4,82	2,34
1870	5,18	2,32
1875	7,45	2,82
1880	8,26	3,64
1885	11,70	3,85
1890	15,70	4,35
1895	15,80	4,07
1898	16	4,28

L'examen de ce tableau nous amène au même résultat que celui donné par le graphique de l'alcool.

De 1825 à 1845 : augmentation progressive de 2 litres à $4^l,08$.

— 1845 à 1855 : diminution de $4^l,08$ à $3^l,43$.

— 1855 à 1870 : période stationnaire.

— 1875 à 1890 : augmentation prodigieuse et très rapide de $7^l,45$ à 16 litres.

Le département de l'Eure a toujours eu une consommation alcoolique plus élevée que la moyenne de la France, mais le mal a atteint, surtout depuis trente ans, une intensité telle qu'il est de nature à effrayer les esprits les plus optimistes.

Les chiffres de notre statistique portent sur l'alcool ramené à 100°, ainsi que le fait l'Administration des contributions indirectes. L'eau-de-vie, telle qu'elle est bue, marque environ 50°, de sorte que les 16 litres de 1898 représentent en réalité 32 litres d'eau-de-vie par tête, pendant le cours de l'année. Etant donné qu'un litre contient 40 petits verres, nous arrivons au total de 1.280 petits verres.

Si, d'autre part, on admet que l'alcool n'est guère consommé que par 1/3 des habitants, déduction faite des jeunes enfants, des femmes et des gens sobres, on voit que le buveur du département de l'Eure absorbe annuellement 96 litres d'eau-de-vie commerciale, représentant la valeur de 3.800 petits verres.

Si ce nombre paraît incroyable et si l'on doute de nos renseignements, il nous est possible de citer le nom d'un petit village de 300 habitants où les débitants vendent 100 litres d'eau-de-vie par mois.

II

DÉBITS DE BOISSONS

L'énorme développement alcoolique a été accompagné d'une multiplication des débits. Les cafés et les cabarets sont des établissements indispensables dans notre société moderne. Ils offrent des lieux de réunion et de rendez-vous d'affaires très licites à beaucoup de personnes qui n'en ont pas d'autres. Malheureusement, ils servent aussi trop souvent à la satisfaction d'un goût funeste. L'expérience a montré que la consommation alcoolique n'était pas toujours en rapport avec le nombre des débits. En Suisse, par exemple, le conseil fédéral a remarqué que le montant d'hectolitres absorbés était précisément plus fort dans les cantons qui avaient le moins de débits. Toutefois leur abondance est une tentation pour quantité de gens recrutés en général dans la partie la plus nombreuse et la moins éclairée de la population. Au cabaret l'homme oublie le travail et l'ordre ; il y trouve la misère. Que reste-t-il pour la vie, quand le tiers ou la moitié du salaire passe en boissons ?

Dans le département de l'Eure les débits pullulent ; il n'y a pas d'agglomération si petite soit-elle qui ne compte quelques cabarets. Leur chiffre semble même avoir atteint toute limite possible, car il descend un peu depuis 1882, certainement en raison de la dépopulation (fig. 1).

Voici quelle en a été la progression depuis 1827.

	EURE				FRANCE (NON COMPRIS PARIS)		
Années	Débits.				Débits.		
1827	2.565	soit 1 débit pʳ	164	hab.	281.847	»	
1830	2.717	—	156	—	283.023	»	
1835	2.992	—	141	—	»	»	
1840	3.097	—	137	—	»	»	
1845	4.002	—	105	—	»	»	
1850	3.887	—	107	—	350.424	»	
1855	8.531	—	114	—	291.244	»	
1860	3.679	—	108	—	»	»	
1865	4.022	—	98	—	351.048	»	
1870	4.138	—	91	—	»	»	
1875	4.655	—	86	—	342.622	soit 1 débit pour	109 hab.
1880	4.709	—	79	—	356.863	—	104 —
1885	4.839	—	74	—	399.145	—	94 —
1890	4.793	—	74	—	413.141	—	94 —
1895	4.693	—	74	—	424.575	—	94 —
1898	4.689	—	72	—	425.607	—	94 —

Le chiffre de 72 habitants pour un débit est inouï si l'on considère que l'Eure est un pays agricole, récoltant beaucoup de pommes, où le nombre des bouilleurs de cru est considérable. En ne comptant que la population adulte, on arrive au chiffre de 25 personnes pour entretenir un cabaretier.

Si nous en croyons un curieux passage que nous avons rencontré dans la collection du *Musée des familles*, il y a nombre d'années que la profession d'aubergiste est lucrative en Normandie :

« Quand on n'est pas herbager en Normandie, il faut être aubergiste. La cuisine est en permanence. On ne vide les verres que pour remplir les brocs. Si l'on vend des bœufs c'est au cabaret; si l'on achète des bœufs, c'est au cabaret. Le cabaret est la Bourse. Si l'on se rencontre, c'est pour entrer au cabaret; si l'on part, on entre au cabaret; si l'on discute, on entre au cabaret; si l'on arrive, on s'embrasse au cabaret; si l'on pleure, on se console au cabaret. Le cabaret consomme ce que l'herbage produit. On ne saurait parler sans boire. Comme en Belgique on offre une choppe de bière à son voisin, en Normandie on offre une tasse de café au passant. Le café coule comme de l'eau. Un jour de marché, il n'est pas rare de voir les fermiers et les maquignons avaler quinze ou seize tasses de café. On en connaît même qui, dans les grandes occasions, en absorbent vingt-cinq ou trente. Le café aide aux transactions : mais ces sortes d'opérations commerciales sont encouragées par les *demoiselles* du Calvados.

Honni soit qui mal y pense! Il ne s'agit ici ni de Paphos, ni de Cythère : les *demoiselles* du Calvados sont des petits verres très grands, qui contiennent à peu près la valeur de deux ou trois verres à liqueur ordinaires. On ne saurait se souhaiter le bonjour, ou conclure un marché, sans prendre une *demoiselle* du Calvados, pleine jusqu'au bord de cognac ou d'eau-de-vie de cidre. Les vingt tasses de café ont pour compagnes sept ou huit demoiselles du Calvados.

En Normandie, les estomacs sont doublés de zinc et les gosiers à l'épreuve du feu. A la fin d'un repas, l'usage veut que les convives prennent le café, le pousse-café, la poussette, la rincette et la sur-rincette. On parle ici de gens sobres. Les autres ne comptent pas[1]. »

Il est instructif d'examiner quelle a été l'influence de la législation sur le nombre des débits. De 1852 à 1880, les cabarets ont été sous le régime de la loi du 29 décembre 1851 : *aucun café, cabaret ou autre débit de boissons à consommer sur place ne pourra être ouvert à l'avenir sans la permission préalable de l'autorité administrative.* La figure 1 nous apprend qu'à partir de 1851 le chiffre des débits descend peu à peu jusqu'à 1856 et tombe de 4.058 à 3.318. Il remonte ensuite progressivement jusqu'à 1876, l'administration s'étant probablement montrée plus tolérante.

La loi du 17 juillet 1880, qui subsiste encore, abroge cette disposition et permet l'ouverture de tout café après une simple déclaration à la mairie. Le montant des débits a augmenté de 230 pendant l'année qui a suivi la promulgation de cette loi, de 10 seulement l'année suivante. Il a diminué légèrement depuis 1882, mais moins rapidement que le nombre des habitants, de sorte que, toute proportion gardée, le total des cabarets reste de plus en plus scandaleux.

III

L'ALCOOL ET LE CIDRE

« Le parisien s'imagine encore que les Normands boivent du cidre... ils boivent de l'eau-de-vie, et dans des

[1] Amédée Achard. Voyage en France. Normandie, in *Musée des familles*, 1852.

proportions effrayantes, » dit M. le Dr Brunon. Cette spirituelle boutade ne doit pas être prise à la lettre. Le cidre est toujours la boisson habituelle des Normands. Chaque famille achète des pommes en automne et fabrique elle-même la provision de l'année. Ce cidre appelé « boisson » est fait en étendant le jus de la pomme de la moitié ou des deux tiers d'eau ; il contient environ 2 et demi à 3 p. 100 d'alcool. On le sert ainsi sur la table. Une certaine quantité de cidre pur est mise en réserve et utilisée au dessert, dans les grandes circonstances, en guise de champagne.

L'usage du cidre ne remonte pas à une haute antiquité. Le Moyen Age ne connut guère que la bière, et saint Louis, en temps de disette, défendit de faire de la bière en Normandie, à cause de la cherté des grains. C'est en basse Normandie, dans les vallées de la Risle et de la Touques, que se développa d'abord la culture du pommier. Le cidre était la boisson usuelle dans cette région au XIVe siècle, comme le montre une chanson bachique insérée dans le recueil des Vaux de Vire :

> On plante des pommiers ès bords
> Des cimetières, près des morts,
> C'est pour nous remettre en mémoire
> Que ceux, dont gisent-là les corps,
> Comme nous ont aimé à boire.

La région de Rouen et la rive droite de la Seine n'abandonnèrent la bière pour le cidre que beaucoup plus tard, à la fin du XVIe siècle. Au grand banquet que l'archevêque Georges d'Amboise donna en 1513 à Rouen, banquet qui dura trois jours, on servit de l'hypocras blanc, vermeil et clairet, du vin blanc de Beaune, des vins d'Anjou, de Paris, de Gascogne, un poinçon, quatre demi-queues et quatre hambourgs de bière, mais de cidre, il n'en fut pas question [1]. Un auteur de la fin du xvie siècle, Julien de Paulmier, dit à ce sujet.

« Il pourrait sembler que le sidre n'était anciennement si commun en Normandie qu'il est de présent, d'autant qu'il ne se trouve monastère, ne château, ne maison antique où il n'y ait vestiges manifestes et apparentes ruines de brasseries de bière qu'on y soulait faire pour la provision ordinaire et il n'y a pas cinquante ans qu'à Rouen et en tout le pays de Caux, la bière était le boire commun du peuple comme est de présent le sidre [2]. »

Aujourd'hui les pommiers couvrent la Normandie et la production du cidre augmente d'année en année. Jusqu'en 1865 la consommation de cette boisson dans l'Eure a varié entre 160.000 et 240.000 hectolitres. Elle s'est considérablement développée depuis cette époque pour atteindre, les années de bonne récolte, un chiffre colossal que le siècle n'avait jamais connu.

Ces années privilégiées sont :

1875	727.000 hectolitres.
1877	50.1000 —
1886	672.000 —
1893	967.000 —
1894	1.525.000 —
1895	954.000 —

Cette quantité énorme d'hectolitres sera certainement dépassée encore en 1901, car les pommiers plient sous le poids des fruits et les cultivateurs disent n'avoir jamais vu, de mémoire d'homme, pareille abondance.

[1] R. de Beaurepaire. Notes et documents concernant l'état des campagnes de la haute Normandie dans les derniers temps du moyen âge. Evreux, 1863.

[2] Julien de Paulmier. Traité du vin et du sidre. Caen, 1589.

Quelle corrélation existe-t-il entre la consommation du cidre et celle de l'alcool ? Les avis sont profondément divisés sur ce point. Dans un discours prononcé en 1895 à la Chambre des députés [1], M. Camille Fouquet, député de l'Eure, s'exprimait ainsi : « ... Les boissons que nous employons ne valent que par la quantité d'alcool qu'elles contiennent, et, comme M. Lannelongue le faisait observer dans la dernière séance, dans différentes régions de la France les populations ont un tempérament qui s'est adapté petit à petit aux différentes espèces de boissons et au fond de la quantité de liquide qu'elles absorbent ; on se propose toujours pour but de retrouver une quantité d'alcool à peu près constante.

« Par conséquent, dans les pays à cidre, par exemple, quand la récolte est faible en fruits, il est tout naturel que l'année suivante, pour compenser l'alcool qui fait défaut dans le cidre, on ait recours à l'eau-de-vie ; constamment aussi on constate, dans les comptes rendus que l'administration des finances nous donne tous les ans sur les recettes du trésor, que ces années-là, les recettes de l'alcool augmentent, et on lit, invariablement, l'explication suivante : cette augmentation a pour origine la faible récolte en vin et en cidre de l'année précédente.

« Mais depuis bien des années l'administration des finances n'a jamais voulu accepter la réciproque, à savoir que toutes les fois qu'il y a une récolte abondante en cidre, l'année suivante on doive consommer beaucoup moins d'eau-de-vie. Pour expliquer ce fait, l'administration des finances a toujours jugé à propos de faire intervenir la fraude.

« Eh bien ! cela n'est pas vrai. Au contraire, si l'on boit

Journal officiel du 9 juin 1895.

moins d'eau-de-vie dans l'année qui suit une brillante récolte en pommes, c'est uniquement parce qu'on a le cidre à meilleur marché, qu'on en boit en plus grande quantité, qu'il renferme beaucoup plus d'alcool et qu'on serait bien innocent, si je puis m'exprimer ainsi, d'aller au cabaret acheter de mauvaise eau-de-vie, de mauvais alcool... »

L'honorable M. Camille Fouquet connaît beaucoup mieux que nous le département de l'Eure, et son opinion a une réelle valeur. Cependant il n'est pas absolument exact qu'une année de grande consommation de cidre soit toujours une année de faible consommation alcoolique. La figure 2 l'indique. De plus, si cette thèse était vraie, les habitants de l'Eure qui boivent depuis trente ans beaucoup plus de cidre qu'antérieurement ne devraient plus connaître le mal alcoolique. Les faits sont là, irréfutables, pour montrer qu'on n'a jamais absorbé autant d'eau-de-vie que du jour où le cidre est devenu très abondant.

Quand la récolte des pommes est faible, le propriétaire commence par fabriquer sa provision de cidre et vend le surplus un bon prix ; il n'a pas intérêt à distiller. Si, au contraire, les fruits abondent, les tonneaux sont vite pleins, la mévente arrive et l'alambic transforme la boisson en eau-de-vie. Telle est la façon dont les choses se passent à la campagne. Les bonnes années de pommes remplissent les caves d'alcool. Nous connaissons des personnes qui ont encore en réserve des stocks de calvados provenant de la grande récolte de 1893.

C'est à cette accumulation d'eau-de-vie dans le pays qu'est due la baisse de l'alcool constatée par les contributions indirectes depuis 1894, baisse tout illusoire et

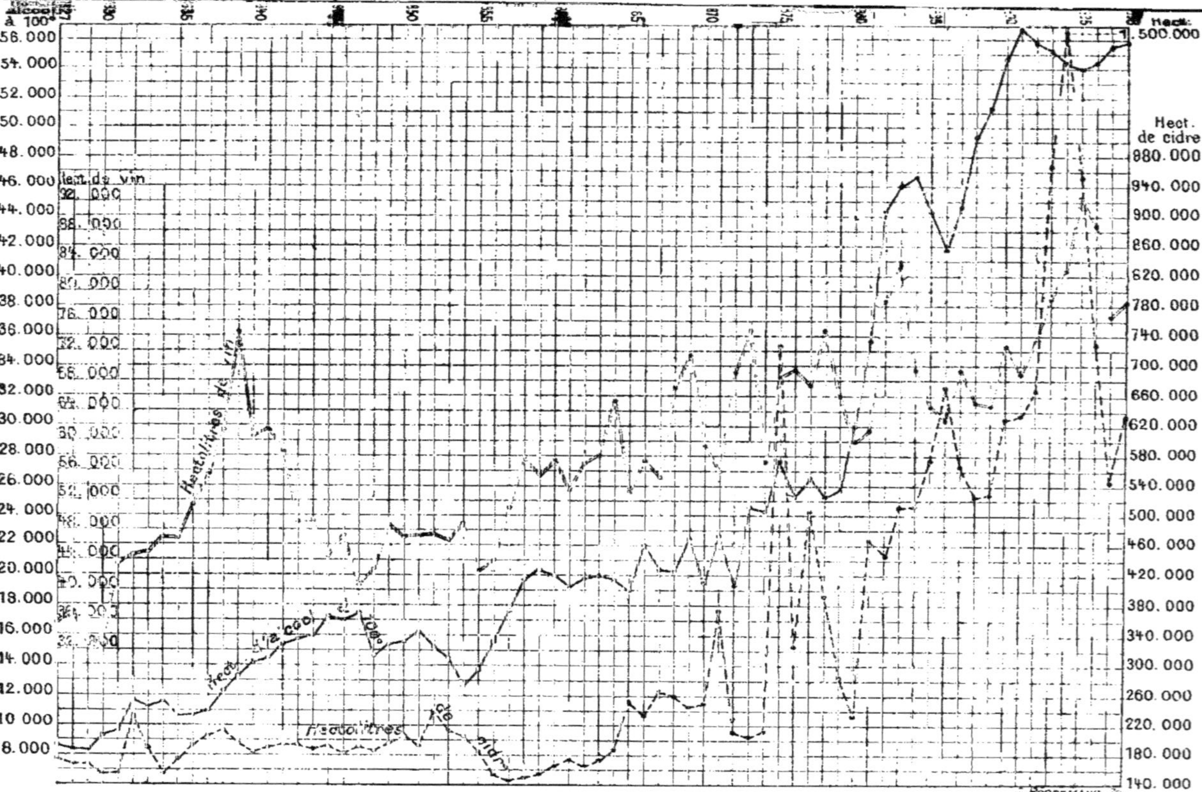

Fig. 2. — Consommation de l'alcool, du vin et du cidre dans l'Eure, depuis 1827.

qui disparaît au fur et à mesure que la provision s'épuise.

1900 est également une année exceptionnelle. Déjà on fait bouillir le cidre de l'an dernier devenu inutile ; les pommes auront une faible valeur commerciale, et comme le cidre ne peut se conserver longtemps, on en fera de l'eau-de-vie. Nous sommes persuadé que l'alcoolisme va sévir avec une nouvelle intensité ; l'avenir dira si nos prévisions sont justes.

IV

L'ALCOOL ET LE VIN

Le cidre n'est pas l'unique boisson des Normands ; le vin joue également un certain rôle dans l'alimentation et a même été de tout temps connu et apprécié. S'il est aujourd'hui supplanté par le cidre, il a une histoire bien plus ancienne que lui. Antérieurement à l'arrivée des Normands, les vignes n'étaient guère cultivées dans la contrée ; les habitants se procuraient facilement les vins de la Gascogne, du Poitou, de l'Ile-de-France et de la Bourgogne. Quand les ducs de Normandie se déclarèrent indépendants et entrèrent en lutte avec le roi de France, cet état de choses fut modifié. La nécessité força les Normands, menacés d'une disette absolue de vins, à imiter en grand la conduite des moines qui, pour n'être pas privés du vin destiné à la célébration de la messe, avaient eux-mêmes planté des vignes sur les coteaux voisins de leurs églises. Ce fut donc pendant le xIe et le xIIe siècle que les vignobles du pays acquirent leur plus haut degré de prospérité [1]. L'avènement de

---

[1] Léopold Delisle. Etudes sur la condition de la classe agricole et l'état de l'agriculture en Normandie au moyen âge.

Henri II en arrêta l'extension car, sous son règne, les vins d'Aquitaine entrèrent librement dans les ports de la Manche. Le coup fatal fut porté par la conquête de Philippe-Auguste ; les vins de France envahirent de nouveau les marchés et les vignobles normands ne furent guère conservés que dans quelques vallées (bords de la Seine, de l'Epte, de l'Eure, de l'Iton).

Le vin a toujours été en honneur en Normandie. L'usage en était sinon habituel, du moins assez fréquent dans la classe rurale au moyen âge. A cette lointaine époque, le paysan mettait du gingembre dans le vin pour lui donner une saveur plus forte. Plusieurs de ces textes dont s'éclaire la vie privée au xive siècle montrent l'usage du vin dans les ménages de la condition la plus vulgaire, dès qu'il s'agissait de recevoir des amis. On voit dans l'un d'eux que la femme d'un valet charretier, ayant à traiter deux hôtes, « mist la nappe, du pain et noys pour mengier et bailla deux pos pour aler querir du vin en la ville ». Les tavernes où l'on débite le vin et où l'on mange se répandent au xive siècle [1].

Cette boisson était, à plus forte raison, commune sur la table des riches, comme le témoigne ce passage de Gabriel Dumoulin :

« Le vivre des Normands dans leur ordinaire est assez eschars et modeste, ils se traitent toutefois assez bien. Les visites chez la noblesse sont ordinaires et leurs repas alors comme des festins. Leur boire plus commun est le cidre et le poiré pour la populace et serviteurs. Les femmes pour la pluspart, au moins les nobles, n'y boivent que du petit cidre ou quelquefois du gros bien trempé. Le vin ne laisse pas d'estre commun dans les bonnes maisons.

[1] Baudrillart. Les populations agricoles de la France (Normandie et Bretagne).

« Aux fêtes des paroisses, au Carnaval et autres occasions, comme aux nopces, baptesmes des enfans, relevées de couches et don du pain bénit, les Normands font ordinairement des festins et invitans tous leurs parents et amis font grande chère. Il est bien vray que la misère du temps et les grands subsides dont le peuple est chargé, en rabatent maintenant beaucoup du passé [1]. »

La consommation du vin n'a fait que croître dans l'Eure depuis le commencement du siècle, sauf pendant la période 1843-1858 correspondant aux ravages des vignobles français par l'oïdium.

1830. . . .	33.430 hectolitres, soit	7^l,10 par habitant.		
1835. . . .	46.724	—	11	—
1840. . . .	60.451	—	14,20	—
1845. . . .	44.868	—	10,60	—
1850. . . .	47.664	—	11,40	—
1855. . . .	42.387	—	10,40	—
1860. . . .	59.947	—	14,50	—
1865. . . .	53.740	—	13,60	—
1870. . . .	59.787	—	15,80	—
1875. . . .	68.147	—	18,20	—
1880. . . .	60.020	—	16,40	—
1885. . . .	64.883	—	18,10	—
1890. . . .	72.588	—	20,80	—
1895. . . .	92.258	—	27	—

Il est intéressant de rechercher s'il existe quelque connexion entre le vin et l'alcool. Nos recherches montrent que leur consommation semble le plus souvent augmenter ou diminuer parallèlement : années 1875, 1882, 1886, 1891, 1895, etc.

D'après l'étude de nos documents, on voit que la progression de la consommation a porté à la fois sur l'al-

---

[1] Gabriel Dumoulin. Histoire générale de la Normandie. Rouen, 1631.

cool, le cidre et le vin. Ce fait est imputable au développement de la richesse publique. Partout les terres
sont mieux labourées, mieux engraissées ; les jachères
ont disparu. La généralisation des prairies artificielles
permet l'élevage d'une plus grande quantité de bestiaux.
On a tiré un meilleur parti du colza et de la betterave.
Les procédés agricoles ont été perfectionnés. Même
progrès du côté de l'industrie : des usines se sont ins-
tallées sur les cours d'eau, apportant la prospérité dans
les vallées.

Ce favorable changement, survenu depuis moins de
cinquante ans, a transformé les conditions de l'existence. Les salaires des journaliers, les gages des domestiques, valets de ferme, bergers, charretiers ont bénéficié
dans ce pays d'une hausse plus marquée que dans les
autres provinces de la France. Il en est résulté une
amélioration considérable du bien-être général. On vit
mieux qu'autrefois : d'où l'accroissement des différentes
boissons. Malheureusement le Normand n'a pas su pro-
fiter en sage des bienfaits de la civilisation. L'alcool qui
déprave et qui tue a eu ses préférences. Nous allons
examiner quelles ont été les suites au point de vue social
(population, criminalité, suicide, aliénation, etc.).

V

L'ALCOOL ET LA POPULATION

La Normandie est une des contrées de la France où
la dépopulation se fait le plus vivement sentir. Il ne
s'agit pas seulement d'un ralentissement dans l'augmentation normale des habitants, mais d'une diminution

très appréciable par la baisse du total des naissances, à laquelle se joint dans certaines régions l'accroissement sensible du chiffre de la mortalité. La Manche, le Calvados, l'Orne et l'Eure ont aujourd'hui une population bien inférieure à celle constatée en 1801. La Seine-Inférieure doit son meilleur rang à l'immigration dans les deux grands centres, Rouen et le Havre, ainsi qu'à la natalité encore forte de ses marins. Cette situation dépend avant tout d'un état d'esprit profondément inquiétant : on est résolu à ne plus avoir d'enfants, ou du moins à en limiter le nombre, et cela dans un pur profit égoïste. Chacun veut jouir le plus possible de l'existence sans augmenter ses charges, chacun ne veut mettre au monde que des hommes aisés, heureux ou, tout au moins, supposés tels. Ce sont les moins pauvres qui se livrent à ce calcul, alors que l'intérêt général exige des familles nombreuses chez les riches, afin de pouvoir compter sur cette bonne moyenne de capacités et de qualités qui fait la valeur d'un peuple. Une telle manière d'envisager la vie humaine finira par tuer dans son germe toute énergie créatrice. Le Normand meurt de sa richesse. Étrange objectif que celui qui fait sortir la stérilité et le néant de l'opulence elle-même !

Le département de l'Eure comptait en 1841 425.780 habitants ; le recensement de 1896 n'en accusait plus que 340.652 ; soit, en cinquante-cinq ans, une diminution de 85.000 (1.500 par année). Celle-ci serait même encore plus considérable, si elle n'était un peu compensée par la venue d'éléments étrangers. Les domestiques, les ouvriers ruraux, les petits métayers d'origine bretonne sont très nombreux et on peut prévoir l'époque où les Normands de race deviendront l'exception.

Cette décroissance du nombre des habitants offre ce caractère particulier d'être absolument constante, régulière, paraissant en cela obéir à une règle fixe. Le mal remonte loin ; avant de diminuer, la population était restée sensiblement stationnaire pendant de longues années et cette période de *statu quo* avait été précédée au xviiie siècle par un ralentissement d'augmentation, que des esprits éclairés n'hésitaient pas, non plus, à rattacher à la continence volontaire [1].

C'est là assurément le facteur primordial, mais est-ce le seul ? La question est assez importante pour retenir quelque temps l'attention. Examinons d'abord le tableau suivant que nous donnons à titre documentaire.

Mouvement de la population du département de l'Eure
de 1825 à 1898.

ANNÉES	MARIAGES	NAISSANCES			MORT-NÉS	DÉCÈS	DÉCÈS (art. 80 et 84 du code civil.)
		Légitimes	Illégitimes	Totales			
1825	3.534	10.131	452	10.583	»	9.717	»
1826	3.302	9.757	474	10.231	»	10.042	»
1827	3.392	9.576	553	10.129	»	9.511	»
1828	3.217	9.384	445	9.829	»	9.729	»
1829	3.105	8.450	653	9.103	»	9.747	»
1830	3.770	8.710	633	9.343	»	9.724	»
1831	3.308	9.014	551	9.565	»	9.501	»
1832	2.932	8.271	419	8.690	»	10.124	»
1833	3.386	8.389	769	9.158	»	9.044	»
1834	3.302	8.643	570	9.213	»	9.374	»
1835	3.456	8.206	711	8.917	»	9.588	»
1836	3.379	8.437	735	9.172	213	8.941	»
1837	3.522	7.884	786	8.670	306	9.393	»
1838	3.490	7.937	769	8.706	255	9.447	»

[1] Lire à ce sujet le mémoire de M. Louis Passy à l'Académie des sciences morales. 1863.

ANNÉES	MARIAGES	NAISSANCES			MORT-NÉS	DÉCÈS	DÉCÈS (art. 80 et 84 du code civil.)
		Légitimes	Illégitimes	Totales			
1839	3.347	7.480	816	8.296	296	8.802	»
1840	3.718	7.580	791	8.371	357	9.498	»
1841	3.488	7.696	835	8.531	337	8.871	»
1842	3.609	7.895	707	8.602	328	9.505	»
1843	3.605	7.844	706	8.550	295	8.972	»
1844	3.435	7.366	680	8.046	346	8.999	»
1845	3.499	7.644	705	8.349	334	8.453	»
1846	3.584	7.524	734	8.258	273	9.145	»
1847	2.973	6.687	660	7.347	278	9.411	»
1848	4.202	7.230	637	7.867	305	8.642	»
1849	3.045	7.701	681	8.382	351	10.439	»
1850	3.484	7.247	746	7.993	307	8.774	»
1851	3.411	7.423	670	8.093	197	9.659	»
1852	3.371	7.539	679	8.218	346	9.878	»
1853	3.418	7.463	683	8.146	318	8.967	161
1854	3.430	7.284	654	7.938	375	6.828	142
1855	3.163	6.972	636	7.608	322	10.430	306
1856	2.889	7.096	654	7.750	322	8.634	440
1857	3.134	7.151	703	7.854	329	9.820	193
1858	3.279	7.089	742	7.831	329	9.457	102
1859	3.191	8.189	449	8.638	375	10.429	54
1860	3.249	7.300	614	7.914	320	8.736	105
1861	3.133	7.356	686	8.042	324	9.175	123
1862	2.994	7.130	644	7.774	326	7.917	186
1863	3.113	7.196	731	7.927	343	9.535	186
1864	2.964	7.017	703	7.810	335	9.505	132
1865	2.694	7.146	703	7.849	341	9.586	170
1866	3.036	7.136	721	7.857	313	9.281	170
1867	2.896	6.764	671	7.435	211	6.754	134
1868	2.967	6.752	751	7.503	350	9.877	186
1869	3.014	6.952	678	7.630	331	9.048	185
1870	1.743	6.667	698	7.365	278	11.066	118
1871	2.534	6.023	679	7.702	236	11.720	313
1872	2.936	6.482	671	7.153	256	8.241	714
1873	2.990	6.741	660	7.401	309	8.389	769
1874	2.767	6.597	619	7.216	305	7.749	746
1875	2.643	6.356	596	7.952	299	8.700	953
1876	2.658	6.622	628	7.250	280	8.691	241
1877	2.429	6.447	668	7.115	314	8.286	476
1878	2.586	6.293	618	6.911	289	8.493	895
1879	2.579	6.180	550	6.730	299	8.942	487
1880	2.436	6.075	644	6.719	286	8.727	351
1881	2.621	6.089	585	6.774	283	8.049	298

ANNÉES	MARIA-GES	DIVOR-CES	NAISSANCES			MORT-NÉS	DÉCÈS	DÉCÈS (art. 80 et 84 du code civil)
			Légitimes	Illégiti-mes	Totales			
1882	2.506	»	6.164	615	6.779	340	7.795	194
1883	2.406	»	6.141	671	6.812	343	8.128	325
1884	2.416	»	6.192	660	6.852	330	8.326	312
1885	2.523	61	6.127	719	6.846	334	8.381	514
1886	2.527	57	6.125	655	6.780	338	8.677	394
1887	2.553	74	6.161	596	6.757	319	9.189	296
1888	2.542	105	5.732	585	6.317	295	8.151	»
1889	2.409	110	6.130	632	6.762	316	7.811	»
1890	2.354	109	5.770	646	6.416	333	8.459	»
1891	2.575	109	6.013	663	6.676	281	8.619	»
1892	2.551	130	5.942	653	6.595	304	9.468	»
1893	2.573	109	6.130	731	6.861	305	8.616	»
1894	2.416	109	6.034	684	6.718	336	8.588	»
1895	2.448	130	5.813	667	6.480	280	9.606	»
1896	2.522	145	5.965	717	6.682	347	7.612	»
1897	2.485	127	6.940	691	6.631	304	7.536	»
1898	2.413	150	5.801	649	6.450	316	7.624	»

Le total des naissances a diminué :

Période	1831-1840	28 naissances pour 1.000 habitants.
—	1851-1860	19 — —
—	1871-1880	19 — —
—	1891-1898	18 — —

Mais, inversement, le total des décès a augmenté :

Période	1831-1840	22 décès pour 1.000 habitants.
—	1851-1860	23 — —
—	1871-1880	23 — —
—	1891-1898	26 — —

Ainsi la dépopulation du département de l'Eure n'est pas seulement imputable au faible développement de la natalité, mais encore à l'augmentation de la mortalité. Alors que, sous l'influence de l'hygiène et des progrès

de la science, la mortalité générale de la France dimi-
nuait dans de notables proportions et passait de 25 pour
mille habitants en 1820 à 23 en 1890, celle de l'Eure
suivait une progression inverse.

Cette pénible constatation n'est pas faite pour surpren-
dre le médecin qui connaît l'influence désastreuse des
excès alcooliques sur l'économie. L'abus prolongé des
spiritueux détermine dans tous les appareils de l'organisme une série de troubles fonctionnels, prélude d'accidents d'un ordre beaucoup plus grave constitués par
des lésions irrémédiables.

L'estomac commence par présenter des troubles dys-
peptiques aboutissant le plus souvent à la gastrite alcoolique simple et, dans certains cas, à la gastrite alcoolique ulcéreuse, comme l'a indiqué Leudet, de Rouen[1].
Le foie, à la suite des congestions à répétition provo-
quées par les boissons fermentées (Claude Bernard),
finit par devenir cirrhotique ou graisseux. Le cœur et
les reins subissent également la dégénérescence grais-
seuse. Les artères s'infiltrent de sels calcaires, se sclé-
rosent et cèdent ensuite à la pression sanguine, pro-
duisant alors des anévrismes, des hémorragies céré-
brales, etc. Cazalis a dit que l'homme avait l'âge de ses
artères ; l'alcoolique même adolescent est donc, qu'on
nous passe l'expression, un jeune vieillard.

De plus, l'intoxication éthylique prédispose singulièrement à la tuberculose et tous les praticiens savent que
les maladies infectieuses (pneumonie, érysipèle, fièvre
typhoïde, etc.) offrent chez les ivrognes des formes par-
ticulièrement graves et souvent mortelles.

---

[1] Leudet. Des ulcères de l'estomac à la suite des boissons alcooliques.
Congrès méd. chirurg. de Rouen, 1863.

Diverses compagnies anglaises d'assurance sur la vie ont démontré irréfutablement que les personnes qui s'abstiennent absolument de toute boisson spiritueuse vivent plus longtemps et offrent moins de jours de maladie que les autres.

Voici quelques chiffres empruntés au Dr Drysdale [1].

Mortalité des assurés sur la vie de la Compagnie « Le Sceptre »
de 1884 à 1889.

	Nombre des morts calculées.	Nombre des morts effectives.	p. 100
Section générale. . .	569	434	76,27
Section des abstinents	249	143	57,42

Donc 18,85 p. 100 de cas de mort en moins dans la section des abstinents que dans la section générale.

Mortalité des assurés sur la vie de la Compagnie « Temperance
and General Provident Institution » de 1866 à 1881.

	Nombre de morts calculées.	Nombre de morts effectives.	p. 100
Section des abstinents.	4.080	4.014	99
Section générale . . .	2.418	1.704	70

Donc 29 p. 100 des cas de mort de moins chez les abstinents.

Morbidité hebdomadaire (1866 à 1881) chez chacun des assurés
des Sociétés de secours mutuels.

SONS OF TEMPERANCE.	M. U. EXP. RURAL TOWNS. and city Distr.	M. EXP. RURAL DISTRICTS.	FORESTERS.
(abstinents.)	(non abstinents.)	(non abstinents.)	(non abstinents.)
7,48 semaines.	26,20 semaines.	24,68 semaines.	27,66 semaines.

Ces considérations expliquent clairement pourquoi l'Eure, pays sain et riche, a une mortalité considérable.

[1] Drysdale. The comparative Death rate of total Abstainers and moderate drinkers. London, 1890.

D'après nos observations personnelles et celles de nos confrères amis, la tuberculose fait des ravages de plus en plus
marqués, les affections de l'estomac sont si générales
que tous les médecins normands en ont été frappés
(entre autres la dyspepsie flatulente et l'ulcère rond), les
affections hépatiques se voient couramment et le nombre
des artério-scléreux augmente de jour en jour.

Une autre raison de l'accroissement des décès réside
dans la grande mortalité infantile par suite de la mauvaise
hygiène dont nous avons parlé plus haut. Les troubles
nerveux du bas âge sont extrèmement fréquents et il
n'est pas rare de voir des nourrissons présenter des convulsions par le fait de l'intempérance de la nourrice.
Nous en connaissons deux exemples remarquables et
M. le professeur Brouardel, doyen de la faculté de médecine de Paris, nous citait récemment le cas d'un de ses
élèves établi dans la région, qui avait dû proscrire l'allai-
tement maternel dans une partie de sa clientèle en
raison de l'ivrognerie invétérée des mères.

De plus, les fils de buveurs sont en général malingres,
chétifs, prédisposés à toutes les maladies. « Les alcooliques, dit M. Coste, transmettent leur infirmité consti-
tutionnelle à leurs enfants. Ceux-ci naissent frappés au
coin de la débilité physique ou de la débilité mentale.
Tantôt ils meurent en bas âge; tantôt ils sont scrofu-
leux, rachitiques; tantôt ils deviennent phtisiques à la
puberté. Ces dénouements sont bien cruels; mais le
châtiment de l'intempérance des parents est encore plus
terrible quand les enfants sont idiots ou faibles d'esprit; plus terrible encore quand les enfants, intelligents
à certains égards, sont vicieux, sans moralité, criminels : toutes conséquences d'un déséquilibre natif qui

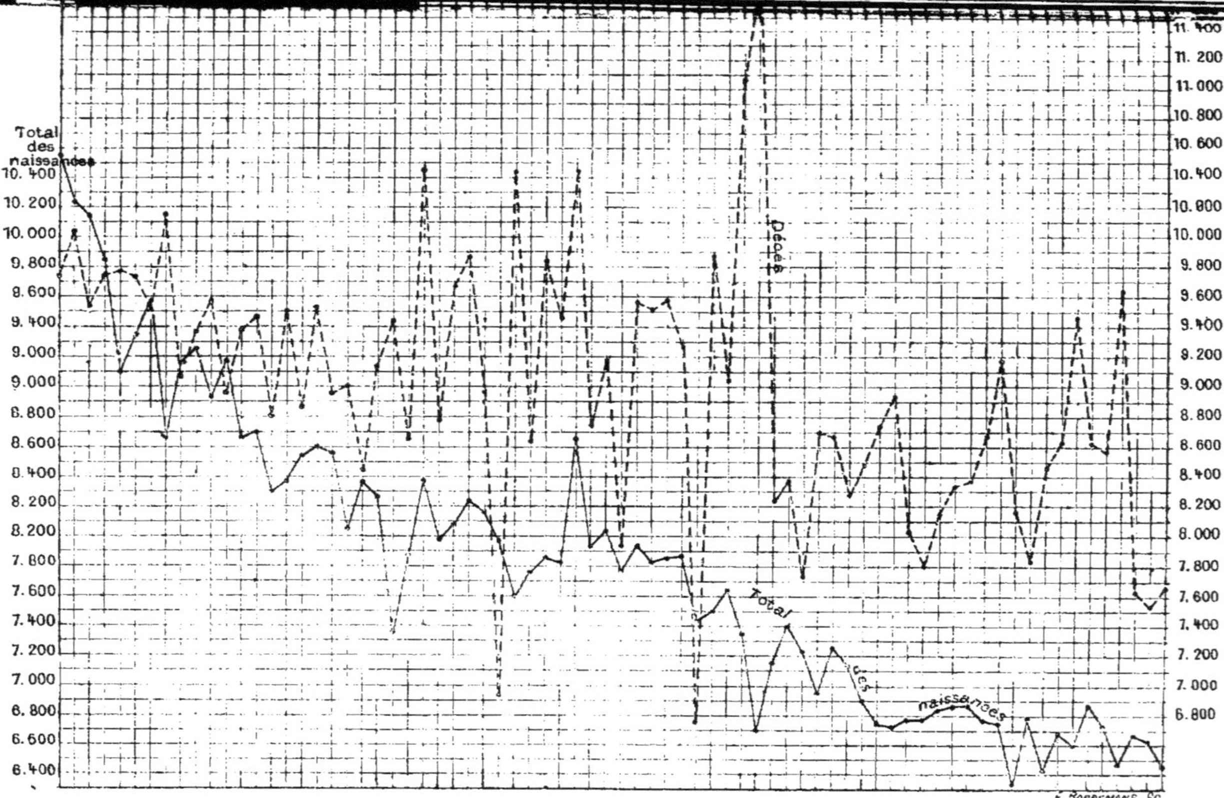

Fig. 3. — Natalité et mortalité dans le département de l'Eure, depuis 1825.

a son origine dans l'état constitutionnel des ascendants. »

La question, si grosse de conséquences, de la dépopulation du département de l'Eure est, sans doute, fort complexe et il n'entre pas dans notre rôle de l'examiner sous toutes ses faces. Disons seulement que deux des causes principales sont l'abaissement de la natalité et l'augmentation de la mortalité. Si la première semble au-dessus de notre atteinte et nécessite un changement radical dans l'état d'esprit des habitants, la seconde n'est pas inaccessible à nos moyens. Il était utile de montrer l'importance du mal alcoolique dans la genèse de tant d'affections mortelles. Les règles de l'hygiène (la première est la tempérance) sont destinées à étendre la durée de la vie. Espérer que le Normand, devenu sobre, saura mieux conserver la santé dans l'intérêt de sa race n'a rien qui soit au-dessus des chances probables.

VI

L'ALCOOL ET LA CRIMINALITÉ

Il suffit de lire les faits divers des journaux pour se rendre compte du rôle immense de l'alcoolisme dans la criminalité. La conscience et le sens moral s'obscurcissent vite chez le buveur ; grossier, cynique, paresseux, il devient indélicat, malhonnête, se laisse aller à tous ses penchants et arrive, tôt ou tard, à avoir affaire avec la justice. L'alcoolisé est susceptible, ombrageux, souvent agressif et batailleur ; ses colères violentes, non motivées, le poussent à l'homicide. Que de crimes épouvantables ne sont que le résultat de l'excitation éthylique !

Déjà Dumesnil citait ces mots qu'avait prononcés un échevin de Rouen en 1349 : « De vingt bandits ou routiers, messires, dix-neuf se sont formés au cabaret. » Le mal est encore décuplé par l'alcoolisme héréditaire. Chez les enfants d'ivrognes, la tare originelle se révèle non seulement par des anomalies physiques ou mentales, mais encore par des monstruosités dans la sphère morale. Le criminel-né se rencontre le plus souvent dans les familles adonnées à l'intempérance.

Les prisons sont peuplées par de malheureux êtres totalement avilis par cette dégradante passion. M. Marambat, greffier de Sainte-Pélagie, a étudié l'action de l'alcool sur 2.950 prisonniers parisiens. Il a trouvé comme alcooliques 88 % condamnés pour coups et blessures, 79 % pour attentats aux mœurs, 78 % pour vagabondage, 70 % pour vols, 57 % pour mendicité et 53 % pour homicides.

Une constatation inverse et plus intéressante encore a été faite en Irlande vers 1840. Un capucin, le P. Mathew, mena à cette époque dans ce pays une vive campagne antialcoolique. Sous l'influence de ses prédications, le nombre des buveurs baissa considérablement, 237 débits de boissons disparurent, une des prisons de Dublin fut fermée, le montant des détenus tomba de 3.200 à 1.600 et, au lieu de 59 exécutions capitales, il n'y en eut plus qu'une seule.

Puisque l'influence du développement alcoolique sur la criminalité est telle, on ne saurait s'étonner que la Seine-Inférieure et l'Eure arrivent en tête des départements qui fournissent le plus de crimes.

D'après les documents publiés par le Ministère de la justice pour la période 1878-1887[1], au point de vue de

[1] Compte rendu de l'administration de la justice criminelle pendant l'année 1887. Imprimerie nationale, 1889.

la criminalité générale (cour d'assises et tribunaux correctionnels réunis), le département de l'Eure occupait le 8e rang avec 742 accusés ou prévenus par 100.000 habitants, la moyenne annuelle de la France étant de 517.

Les 7 départements pour lesquels on relève des chiffres plus élevés sont :

Bouches-du-Rhône.	1.015	Seine-Inférieure.	834
Corse.	982	Hérault	815
Seine.	961	Seine-et-Oise	751
Alpes-Maritimes.	909	Eure.	742

Si l'on considère que l'Eure ne compte pas une seule grande ville, a peu de centres industriels de quelque importance et un nombre d'étrangers infime, on doit reconnaître qu'un tel chiffre est énorme et qu'il n'existe pas en France de population rurale présentant un état moral aussi mauvais [1].

En recherchant les causes qui contribuent à un pareil résultat, on voit que les principales sont la *violence* et l'*immoralité*.

L'Eure vient, en effet, au 5e rang des départements classés d'après le nombre des accusés pour assassinats, meurtres, coups et blessures

Corse	322	Pas-de-Calais.	146
Haute-Savoie	170	Eure.	137
Alpes-Maritimes.	154		

et au 6e rang relativement aux viols, attentats aux mœurs et adultères.

Seine	34	Marne	25
Bouches-du-Rhône.	26	Seine-Inférieure.	25
Alpes-Maritimes.	25	Eure.	22

Ces chiffres remontent à quinze ans. La Commission

[1] La Corse doit sa grande criminalité a une cause toute spéciale dérivant des mœurs du pays.

extra-parlementaire instituée au ministère des finances en vue d'étudier la question du monopole de l'alcool (1896) a publié une statistique plus récente comprenant les années 1891-1892-1893. Celle-ci montre que l'Eure arrive actuellement à dépasser comme criminalité les départements urbains.

Voici quelques indications à ce sujet.

Classement des départements suivant la proportion par 1.000 habitants du nombre d'individus annuellement condamnés par les cours d'assises.

Corse	0,36	Marne	0,14
Alpes-Maritimes	0,23	Loir-et-Cher	0,14
Calvados	0,22	Indre-et-Loire	0,14
Eure	**0,19**	Haute-Saône	0,13
Bouches-du-Rhône	0,19	Charente	0,13
Seine	0,18	Seine-et-Oise	0,13
Var	0,16	Manche	0,13
Loire	0,15	Finistère	0,13
Ille-et-Vilaine	0,14	Morbihan	0,13
Hérault	0,14	Moyenne générale	0 09

Classement des départements suivant la proportion par 1.000 habitants du nombre des individus annuellement condamnés par les tribunaux correctionnels.

Corse	14,93	Marne	8,74
Eure	**10,88**	Oise	8,70
Seine-Inférieure	10,81	Var	8,53
Hérault	10,44	Vosges	8,42
Calvados	10,24	Doubs	7,97
Seine-et-Oise	9,60	Aube	7,95
Alpes-Maritimes	9,55	Aisne	7,74
Bouches-du-Rhône	9,46	Seine-et-Marne	7,65
Seine	9,44	Nord	7,55
Haute-Saône	9,12	Moyenne générale	5,33

L'Eure tend à prendre la première place ; il l'occupe même pour les délits jugés par les tribunaux correctionnels, en faisant abstraction de la Corse. A quoi attribuer ce fait dans un des départements les plus civilisés de France, si ce n'est à l'alcoolisme des habitants. Pour en avoir la preuve, il convient d'examiner le développement de la criminalité ainsi que le montre ce tableau.

Statistique de la justice criminelle dans l'Eure.

ANNÉES	ACCUSÉS jugés par la cour d'assises.	PRÉVENUS jugés par les tribunaux correctionnels	ANNÉES	ACCUSÉS jugés par la cour d'assises.	PRÉVENUS jugés par les tribunaux correctionnels
1830	136	2.723	1864	52	1.450
1831	98	5.456	1865	39	1.427
1832	124	3.848	1866	51	1.821
1833	106	3.417	1867	76	1.909
1834	107	2.591	1868	70	1.649
1835	113	2.210	1869	60	1.730
1836	105	2.201	1870	69	1.504
1837	103	2.379	1871	110	2.786
1838	115	2.614	1872	111	1.875
1839	115	2.083	1873	105	1.930
1840	116	2.394	1874	163	2.035
1841	102	2.069	1875	83	1.901
1842	83	1.824	1876	98	2.107
1843	76	1.678	1877	112	2.386
1844	98	1.684	1878	81	2.263
1845	70	1.483	1879	80	2.331
1846	64	1.588	1880	76	2.985
1847	82	2.065	1881	96	2.873
1848	87	1.940	1882	91	2.745
1849	95	2.426	1883	65	2.714
1850	66	1.847	1884	92	2.790
1851	89	1.814	1885	71	2.816
1852	92	2.100	1886	62	3.142
1853	106	2.334	1887	53	3.122
1854	121	2.412	1888	80	3.271
1855	90	2.010	1889	97	3.367
1856	90	1.758	1890	78	3.564
1857	84	1.840	1891	79	3.596
1858	71	1.496	1892	58	4.035
1859	50	1.307	1893	65	3.782
1860	51	1.336	1894	58	3.428
1861	46	1.412	1895	60	3.450
1862	66	1.389	1896	63	3.146
1863	68	1.486	1897	74	3.498

La première chose à remarquer est que le total des accusés jugés par la Cour d'assises était beaucoup plus considérable autrefois qu'aujourd'hui. Il ne faut pas en conclure que les crimes ont diminué de fréquence. Depuis nombre d'années, en effet, l'instruction écarte les circonstances aggravantes afin d'assurer, par la juridiction correctionnelle, une répression plus prompte et de ne pas surcharger les cours d'assises d'affaires ne présentant pas un réel caractère de gravité.

Si nous voulons juger sûrement l'état moral du pays il importe, d'une part, de réunir les prévenus aux accusés et, d'autre part, d'étendre l'examen à une période suffisamment longue pour faire disparaître les exceptions pouvant se produire dans le cours d'une année.

En suivant ces indications, nous obtenons les résultats suivants :

```
1841-1850 : 4,6  accusés ou prévenus pour 1.000 hab.
1861-1870 : 4,2      —           —        1.000  —
1881-1890 : 8,8      —           —        1.000  —
```

Ainsi la criminalité dans l'Eure a doublé depuis trente ans, en même temps que la consommation annuelle d'eau-de-vie passait de 5 litres à 15 litres par habitant. Si l'alcool n'est pas la cause unique de ce mal sans cesse grandissant, il faut avouer qu'il y contribue pour une bonne part, car ce sont surtout les crimes violents, les attentats aux mœurs et les incendies dont le chiffre s'accroît de jour en jour.

VII

L'ALCOOL ET LES SUICIDES

Dans un remarquable ouvrage [1], M. Durkeim dit à propos de l'action alcoolique sur la marche des suicides :

« Au premier abord, un rapport étroit paraît exister entre la quantité d'alcool consommé et la tendance au suicide, au moins pour ce qui regarde notre pays. En effet, c'est dans les départements septentrionaux qu'on boit le plus d'alcool, et c'est aussi sur cette même région que le suicide sévit avec le plus de violence. Mais d'abord les deux taches n'ont pas du tout, sur les cartes, la même configuration. L'une a son maximum de relief en Normandie et dans le Nord, et elle se dégrade à mesure qu'elle descend vers Paris : c'est celle de la consommation alcoolique. L'autre, au contraire, a sa plus grande intensité dans la Seine et les départements voisins ; elle est déjà moins sombre en Normandie et n'atteint pas le Nord. La première se développe vers l'ouest et va jusqu'au littoral de l'Océan ; la seconde a une orientation inverse. Elle est très vite arrêtée dans la direction de l'ouest par une limite qu'elle ne franchit pas ; elle ne dépasse pas l'Eure et l'Eure-et-Loir tandis qu'elle tend fortement vers l'est. »

Il résulte des observations de M. Durkeim que les cartes de la consommation alcoolique et des suicides sont sensiblement comparables, à quelques départements près. Le fait qu'elles ne le sont pas absolument ne prouve

[1] Emile Durkeim. Le suicide, *Bibliothèque de philosophie contemporaine*, 1897.

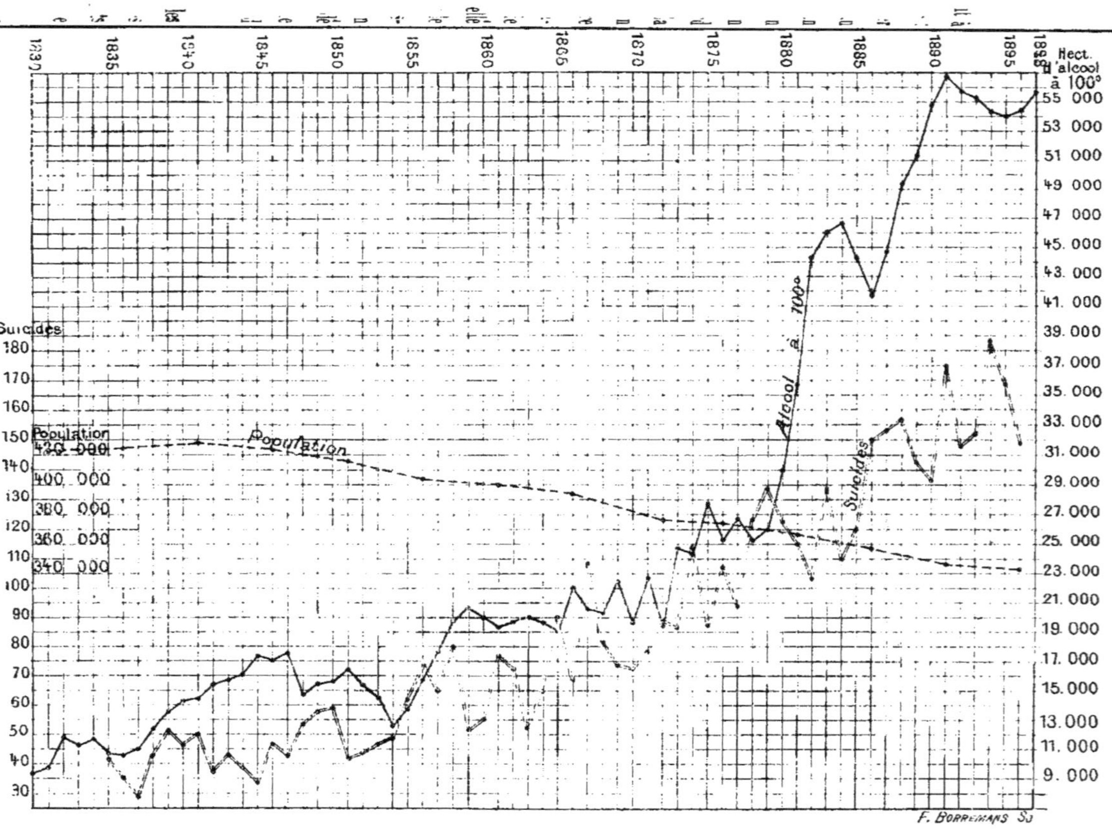

Fig. 4. — Marche de la consommation de l'alcool, de la population et des suicides dans l'Eure, depuis 1830.

qu'une chose : l'alcoolisme n'est pas tout, et le suicide dépend de plusieurs facteurs, comme le montre l'influence des races, de la richesse publique, des centres urbains, etc.

Si la Bretagne fournit peu de morts volontaires malgré son intoxication éthylique considérable, ne peut-on pas attribuer ce résultat à la pauvreté du pays, à sa grande nuptialité ou bien à la prépondérance des idées religieuses ? Si la carte des suicides a son maximum dans la Seine et les départements voisins, ne serait-ce pas grâce à la présence de Paris ?

En étudiant la carte des suicides des départements par arrondissements, on voit que, dans l'Eure, l'arrondissement de Pont-Audemer est le plus envahi par le fléau. Or cette région est celle où le mal alcoolique atteint son maximum d'intensité.

Pour nous, nous considérons l'alcoolisme comme le facteur le plus important des suicides, et nous ne craignons pas d'être démenti par nos confrères aliénistes en disant que les suicides des alcooliques sont d'une extrême fréquence, soit qu'effrayés par une hallucination terrifiante ils croient échapper au danger en se jetant à l'eau ou en se précipitant d'une fenêtre, soit qu'ils se tuent à la suite de délires mélancoliques ou d'idées de persécution, si communes chez ces malades. De plus, les habitudes d'ivrognerie agissent d'une façon très puissante sur l'énergie morale qu'elles amoindrissent. L'homme qui boit, déprimé peu à peu par le poison, diminué dans sa volonté, s'exagère les difficultés de l'existence, se croit incapable de les surmonter et préfère en finir avec la vie.

Le département de l'Eure donne la preuve éclatante

de l'influence de l'intempérance sur le développement du suicide. La progression des suicides y est parallèle à la progression de la consommation alcoolique (fig. 4).

Tableau des suicides dans le département de l'Eure.

ANNÉES	NOMBRE de suicides.	ANNÉES	NOMBRE de suicides.	ANNÉES	NOMBRE de suicides.
1835	44	1856	73	1877	94
1836	35	1857	65	1878	123
1837	29	1858	80	1879	134
1838	42	1859	52	1880	123
1839	51	1860	55	1881	115
1840	46	1861	76	1882	103
1841	50	1862	72	1883	134
1842	36	1863	52	1884	110
1843	42	1864	65	1885	120
1844	38	1865	90	1886	150
1845	34	1866	68	1887	153
1846	46	1867	109	1888	156
1847	43	1868	82	1889	143
1848	54	1869	74	1890	137
1849	58	1870	73	1891	175
1850	59	1871	78	1892	148
1851	42	1872	88	1893	152
1852	44	1873	87	1894	183
1853	52	1874	113	1895	169
1854	53	1875	86	1896	149
1855	61	1876	108	1897	172

Pour bien se rendre compte de la gravité du mal, il est bon de chercher le rapport des suicides avec la population et de le comparer à la moyenne de la France.

PÉRIODES QUINQUENNALES.	PROPORTION ANNUELLE SUR 100.000 HABITANTS.	
	Eure.	France.
1836-1840	9	8
1841-1845	9	9
1846-1850	12	10

PÉRIODES QUINQUENNALES.	PROPORTION ANNUELLE SUR 100.000 HABITANTS.	
	Eure.	France.
1851-1855	12	10,50
1856-1860	16	11
1861-1865	18	12
1866-1870	20	13
1871-1875	24	15
1876-1880	26	17
1881-1885	32	20
1886-1890	40	21
1891-1895	46	22

Que dire devant cette constatation ? Le total des suicides s'accroît chaque année dans des proportions
effrayantes : il a doublé en cinquante ans et dépasse
aujourd'hui le double de la moyenne de la France. Cette
marche ascendante a suivi pas à pas celle de l'alcool ;
elle s'est surtout accentuée à partir de 1877, suivant en
cela le bond énorme de la courbe éthylique. Le département de l'Eure, si pauvre en vies humaines, perd chaque
année 150 à 200 êtres enlevés par le suicide. Il y a là un
facteur de dépopulation qui ne doit pas être oublié.

VIII

L'ALCOOL ET LES MORTS ACCIDENTELLES

Le déficit social qui résulte des suicides est à rapprocher des morts accidentelles. Ici, comme ailleurs, le
fléau alcoolique possède ses attributs néfastes. Personne
n'ignore que le buveur paye souvent de la vie son intempérance (congestions causées par le froid, chutes dans
le foyer, etc.) et que nombre d'accidents ont leur origine
dans l'état d'ébriété de la victime.

La marche des morts accidentelles, très variable dans son ensemble, n'a pas comme celle des suicides de relations étroites avec la consommation éthylique[1]. Cette différence tient probablement aux causes multiples pouvant amener les catastrophes, causes dues souvent à l'effet d'un malheureux hasard et en dehors de toute intervention humaine. Il est cependant intéressant de constater que la proportion des morts accidentelles a augmenté dans le département de l'Eure.

Tableau des morts accidentelles dans le département de l'Eure.

ANNÉES	NOMBRE de morts accidentelles.	ANNÉES	NOMBRE de morts accidentelles.	ANNÉES	NOMBRE de morts accidentelles.
1835	111	1856	151	1877	180
1836	117	1857	134	1878	138
1837	108	1858	149	1879	150
1838	117	1859	158	1880	147
1839	109	1860	153	1881	127
1840	117	1861	191	1882	121
1841	115	1862	172	1883	141
1842	129	1863	171	1884	138
1843	123	1864	150	1885	164
1844	108	1865	174	1886	132
1845	138	1866	191	1887	149
1846	146	1867	174	1888	173
1847	109	1868	138	1889	134
1848	111	1869	172	1890	113
1849	127	1870	117	1891	118
1850	112	1871	158	1892	127
1851	149	1872	157	1893	140
1852	138	1873	177	1894	118
1853	169	1874	150	1895	120
1854	163	1875	148	1896	81
1855	164	1876	217	1897	113

[1] Les comptes rendus de la justice criminelle publient des tableaux indiquant le nombre des suicides et des morts accidentelles. Une colonne spéciale est même réservée pour les cas imputés à l'alcoolisme. Il semblerait donc naturel de mettre à profit ce travail tout fait pour

IX

L'ALCOOL ET LE SERVICE MILITAIRE

L'abus des boissons spiritueuses exerce une action désastreuse sur la constitution humaine. Il arrête le développement de l'organisme et diminue la vigueur corporelle. Nos lois militaires ordonnant chaque année, en vue du contingent, l'examen physique de tous les jeunes gens, il était utile de savoir s'il se dégageait quelque rapport constant entre le nombre des cas d'exemption et la marche de la consommation alcoolique. M. le sénateur Claude (des Vosges) relate ce fait que les départements de Meurthe-et-Moselle et des Vosges, renommés pour la validité de leurs recrues, ont accusé un chiffre de réformes considérable du jour où ces contrées, jadis sobres, se sont livrées à l'intempérance.

M. Guillemet remarque de son côté que le département de la Seine-inférieure, où il y avait, en 1873, 405 exemptés pour 6.504 inscrits, soit 6 %, comptait, en 1893, 1.680 exemptés pour 6.796 inscrits, soit 27 %.

Dans l'Eure, on n'observe pas la même progression. Le total des cas de réforme est singulièrement variable d'année en année, et la chose se comprend facilement si l'on considère que les commissions se montrent plus ou moins sévères selon les instructions du ministre et les appréciations individuelles des médecins militaires.

---

le sujet qui nous occupe. Malheureusement ce qu'on appelle statistique des motifs des suicides ou des morts accidentelles n'est que la statistique des opinions que se font de ces motifs les enquêteurs. Les résultats donnés sont passibles de tant d'objections et si erronés que nous les avons laissés de côté pour nous servir uniquement du chiffre total, celui-ci étant à l'abri de toute critique.

Afin de se rendre compte plus exactement de la valeur physique de chaque classe, il est préférable de négliger le nombre des jeunes gens ajournés, réformés ou placés dans l'armée auxiliaire, pour s'occuper uniquement du chiffre des hommes reconnus propres au service. On s'approche mieux ainsi de la réalité.

Le résultat obtenu indique que le pourcentage des hommes bons à être incorporés est moins élevé aujourd'hui qu'il y a vingt-cinq ans.

    Période 1875-1879 . . . . 73 p. 100
    —   1880-1884 . . . . 71 —
    —   1885-1889 . . . . 72 —
    —   1890-1894 . . . . 69 —
    —   1895-1899 . . . . 64 —

Cette diminution, surtout appréciable pour les cinq dernières années, donne la preuve de la déchéance physique de la population, déchéance imputable à l'alcoolisme des procréateurs.

Tableau indiquant le nombre de jeunes gens déclarés propres au service militaire par les conseils de revision de l'Eure depuis 1873[1].

CLASSES	INS-CRITS	JEUNES GENS déclarés propres au service (1re partie de la liste du recrutement).	DISPENSÉS (art. 17 de la loi du 28 juillet 1872).	JEUNES GENS conditionnels dispensés (art. 20).	ENGAGÉS et inscrits maritimes (art. 21).	TOTAL	PROPORTION p. 100.
1873	2.783	1.334	303	25	169	1.831	65
1874	2.523	1.387	334	23	153	1.897	75
1875	2.359	1.388	315	19	201	1.924	81

[1] Avant 1873 les conseils de revision examinaient non la totalité des inscrits, mais seulement, et dans leur ordre de tirage au sort, les jeunes gens appelés à faire partie du contingent dont le chiffre était variable chaque année. Il n'y avait donc pas lieu de faire remonter la statistique au delà de cette époque.

CLASSES	INS-CRITS	JEUNES GENS déclarés propres au service (1re partie de la liste du recrutement).	DISPENSÉS (art. 17 de la loi du 23 juillet 1872).	JEUNES GENS conditionnels dispensés (art. 20).	ENGAGÉS et inscrits maritimes (art. 21).	TOTAL	PROPORTION p. 100.
1876	2.534	1.287	352	30	226	1.895	74
1877	2.472	1.254	313	25	202	1.795	72
1878	2.529	1.259	335	35	204	1.833	72
1879	2.639	1.293	341	33	161	1.830	69
1880	2.835	1.530	368	27	175	2.101	74
1881	2.718	1.275	316	34	170	1.796	66
1882	2.738	1.378	357	38	158	1.932	70
1883	2.559	1.352	388	34	132	1.908	74
1884	2.664	1.364	396	36	172	1.968	73
1885	2.629	1.282	373	36	142	1.833	69
1886	2.765	1.338	363	30	142	1.873	67
1887	2.561	1.397	359	43	141	1.940	75
1888	2.361	1.278	341	26	149	1.794	76
			Disp. (art. 21 de la loi de 1889).	Dispensés (art. 23).	Engagés et inscrits maritimes.		
1889	2.624	1.437	334	38	196	2.005	76
1890	2.257	1.049	250	32	208	1.539	68
1891	2.304	1.000	230	23	193	1.446	62
1892	2.681	1.357	268	39	191	1.855	69
1893	2.595	1.502	316	41	197	2.056	79
1894	2.713	1.278	305	29	215	1.827	67
1895	2.524	1.297	286	28	172	1.783	70
1896	2.675	1.286	336	25	171	1.818	67
1897	2.630	1.161	324	22	164	1.671	63
1898	2.484	1.068	290	21	143	1.522	61
1899	2.539	1.070	285	24	178	1.557	61

X

L'ALCOOL ET L'ALIÉNATION

L'aliénation mentale a suivi au XIXe siècle un mouvement ascensionnel véritablement inquiétant. Les asiles sont partout encombrés, de nouveaux établissements s'ouvrent aussitôt complets, et les départements voient leurs budgets obérés par ces charges sans cesse grandissantes. Une des causes de l'accroissement du nombre des fous hospitalisés réside, sans aucun doute, dans la plus grande facilité de l'internement. Le législateur a voulu avec raison, dans un but de sécurité publique, retirer de la société les aliénés, qu'on laissait autrefois en liberté, afin de les guérir ou tout au moins les mettre dans l'impossibilité de nuire. Des efforts inouïs ont été faits pour arriver à ce résultat et ce n'est pas un des moindres titres de ce siècle à la reconnaissance des générations futures.

Une autre cause, attristante celle-là, est l'accroissement des aliénés par suite des progrès de l'alcoolisme. Tous les travaux contemporains ont montré l'étroite corrélation qui existe entre le développement de la consommation alcoolique d'une contrée et l'accroissement de ses aliénés.

L'alcool agit sur l'économie à la façon des poisons qui imprègnent l'organisme tout entier et y créent un état pathologique général ; aussi les lésions qu'il produit sont-elles excessivement variées. Il n'est pas cependant de système organique plus fréquemment atteint que le système nerveux et plus spécialement le cerveau. La cellule cérébrale présente une susceptibilité particulière vis-à-vis du poison éthylique, surtout chez les prédisposés : l'ivresse n'est-elle pas une courte folie ? L'homme qui se livre quotidiennement à l'intempérance arrive tôt ou tard, selon son degré de résistance, au délire ou à l'abrutissement intellectuel.

L'intoxication ne se contente pas de frapper le buveur

dans sa personne, elle le poursuit encore dans ses enfants pendant la suite des générations. Les idiots, les imbéciles, les débiles, les hystériques, les épileptiques, les dégénérés se retrouvent en grande partie parmi les descendants d'alcooliques. Déjà Hippocrate avait remarqué que les enfants conçus pendant l'ivresse étaient menacés des troubles physiques et psychiques les plus graves. Darwin admet que les enfants héritent jusqu'à la troisième génération des maladies engendrées par l'ivrognerie. Morel, Marcé, Roesch, Friedrich, etc., arrivent aux mêmes conclusions. Plus près de nous, M. le docteur Legrain s'est livré, à ce sujet, à une série de recherches fort instructives. Il a étudié 215 familles de buveurs et en a observé la descendance jusqu'à la troisième génération. Le nombre d'individus nés de ces familles a été, pour les trois générations, de 814, sur lesquels 174 ont succombé prématurément. Sur les 640 restants une centaine seulement ont joui d'un état physique et mental satisfaisant ; les autres ont donné lieu aux constatations suivantes :

62 étaient atteints de perversion morale.

173 avaient eu des convulsions infantiles.

151 ont présenté de l'hystérie ou de l'épilepsie.

145 étaient des aliénés.

Etant donnée cette influence de l'alcoolisme sur la folie il n'est pas étonnant que le département de l'Eure présente un accroissement continu des cas d'aliénation. Il suffit, pour s'en convaincre, de jeter les yeux sur la figure 5 où nous avons mis en parallèle l'alcool, la population, le total des malades et le chiffre des admissions annuelles. On y voit que la courbe de l'aliénation suit une marche ascensionnelle, absolument régulière dans

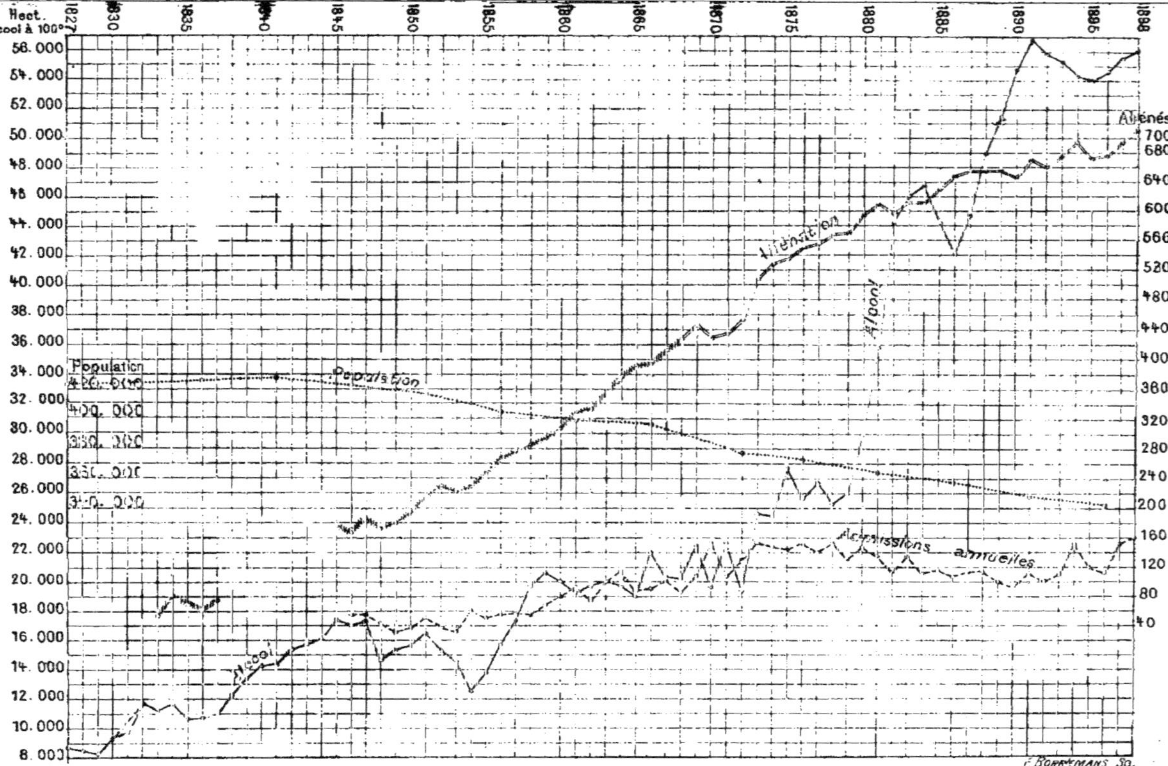

Fig. 5. — Marche de la consommation de l'alcool, de la population et de l'aliénation mentale dans l'Eure, depuis 1827.

son ensemble, tandis que celle de la population baisse progressivement.

Ces documents permettent de nous rendre compte du rapport du nombre des fous à celui des habitants.

Période 1841-1850. . . 40 aliénés en traitem^t par 100.000 hab.
— 1851-1860. . . 63 — —
— 1861-1870. . . 110 — —
— 1871-1880. . . 143 — —
— 1881-1890. . . 180 — —
— 1891-1898. . . 199 — —

Au point de vue du chiffre des admissions annuelles la proportion est celle-ci :

Période 1851-1860 . . . 14 admisssions par 100.000 hab.
— 1861-1870 . . . 22 — —
— 1871-1880 . . . 37 — —
— 1881-1890 . . . 32 — —
— 1891-1898 . . . 39 — —

L'histoire des aliénés dans l'Eure est assez complexe. Lorsque la loi de 1838 eut obligé les départements à s'occuper de leurs malades, l'Eure fit, à cet effet, un traité avec les asiles voisins : Rouen, Caen, Orléans, Blois, et ne plaça qu'une quarantaine de fous à l'hôpital d'Evreux pour les besoins les plus urgents. Cet état de choses dura jusqu'en 1866.

Nous avons relevé dans le rapport du Préfet au Conseil général le nombre des indigents traités chaque année aux frais du département. (Les pensionnaires étant alors envoyés, vu l'absence d'asile public, dans des maisons de santé privées, n'ont pu être comptés dans cette statistique.)

*Tableau des aliénés indigents de l'Eure avant l'ouverture
de l'asile.*

ANNÉES	ADMISSIONS annuelles.	EFFECTIF au 31 décembre de chaque année.	ANNÉES	ADMISSIONS annuelles.	EFFECTIF au 31 décembre de chaque année.
1845		175	1857	57	279
1846	58	168	1858	52	281
1847	54	183	1859	68	294
1848		175	1860	80	304
1849	35	179	1861	82	324
1850	37	198	1862	77	328
1851	46	214	1863	100	353
1852		226	1864	115	379
1853	35	220	1865	86	391
1854	60	229	1866	89	396
1855	56	246	1867	101	414
1856	58	269			

L'augmentation des cas de folie a été une des plus
constantes préoccupations du Conseil général pendant
quinze années. Tous les rapports témoignent de la diffi-
culté de placer les aliénés, les autres départements étant
eux-mêmes encombrés de leurs malades. La nécessité
obligea de créer un asile départemental, et après plusieurs propositions, la chose fut enfin décidée en 1856 [1].
L'asile d'Evreux reçut ses premiers malades en 1866 et
fut définitivement installé pour les deux sexes en 1868.
Voici quelle a été la progression des aliénés de l'Eure
depuis son ouverture, déduction faite des malades appar-
tenant à d'autres départements.

[1] Une étude complète de l'aliénation en Normandie sera publiée ulté-
rieurement.

ASILE D'ALIÉNÉS D'ÉVREUX

Tableau présentant le chiffre des admissions annuelles et des effectifs au 31 décembre de chaque année pour les aliénés de l'Eure, indigents et pensionnaires compris, déduction faite des malades d'autres départements.

ANNÉES	ADMISSIONS ANNUELLES			EFFECTIF AU 31 DÉCEMBRE DE CHAQUE ANNÉE		
	Hommes.	Femmes.	Total.	Hommes.	Femmes.	Total.
1866	»	»	»	160	»	»
1867	71	»	»	180	»	»
1868	60	»	»	181	243	424
1869	39	65	104	186	255	441
1870	69	64	133	187	245	432
1871	55	50	105	201	236	437
1872	63	67	130	204	250	454
1873	78	72	150	231	271	502
1874	84	64	148	251	275	526
1875	68	75	143	247	289	536
1876	95	56	151	262	286	548
1877	70	70	140	265	288	553
1878	84	72	156	266	296	562
1879	70	63	133	272	292	564
1880	72	76	148	287	308	595
1881	68	67	135	293	315	608
1882	55	55	110	283	314	597
1883	55	77	132	281	335	616
1884	51	61	112	275	337	612
1885	56	59	115	280	350	630
1886	61	46	107	294	352	646
1887	55	57	112	299	354	653
1888	61	54	115	316	341	657
1889	46	55	101	314	342	656
1890	52	43	95	309	337	646
1891	60	47	107	326	340	666
1892	49	52	101	313	347	660
1893	55	55	110	321	354	675
1894	69	82	151	316	373	689
1895	56	64	120	310	364	674
1896	61	57	118	314	361	675
1897	88	64	152	330	364	694
1898	78	82	160	336	370	706
1899	64	76	140	335	384	719
1900	81	56	137	320	368	688

L'augmentation du nombre des aliénés de l'Eure est due, sans aucun doute, à l'alcoolisme. La statistique montre, en effet, que le chiffre des vésanies proprement dites a plutôt tendance à diminuer, tandis que celui des alcooliques et des dégénérés de toute nature se multiplie dans des proportions effrayantes. La physionomie de l'asile d'Evreux a complètement changé depuis vingt-cinq ans. Les grands délirants, les agités ont disparu, remplacés par des débiles. La moyenne de l'intelligence des malades qui entrent chaque année diminue de plus en plus et cet abaissement du niveau mental mérite d'être mis en relief. Nous avions fait également la même remarque dans notre étude sur l'asile de Quimper.

D'où vient donc ce changement, cette accentuation de la dégénérescence, alors qu'en internant les aliénés, en les empêchant de faire souche, on faisait la meilleure prophylaxie de l'aliénation? Les travaux de Morel, de notre maître M. le docteur Magnan et de tant d'autres, nous l'apprennent avec surabondance de preuves. La raison de cette dégénérescence, c'est le fléau éthylique qui, en intoxiquant les procréateurs, multiplie le nombre des familles tarées et abâtardit la race.

Les renseignements que nous sommes à même de recueillir sur les antécédents héréditaires nous confirment chaque jour dans cette opinion. Souvent le malade compte un aliéné dans ses ascendants; plus souvent encore peut-être, ses parents se livrent à des excès de boissons. L'hérédo-alcoolique a, pour ainsi dire, le délire en puissance. Son père a pu absorber de grandes quantités de boissons avant de succomber; lui, au contraire, né avec le goût des liqueurs fortes, délire à la moindre infraction aux règles de l'hygiène. C'est avec raison qu'on a pu dire que l'alcool était la pierre de touche du dégénéré ; son intoxication se traduit par un véritable accès d'aliénation et cet accès n'est pas le délire alcoolique (il n'a pas le temps d'y arriver), c'est une des formes complexes sous lesquelles se révèle le délire des prédisposés.

Le rapport si documenté de M. le sénateur Claude (des Vosges) donne le tableau ci-joint pour l'asile départemental de l'Eure.

ANNÉES	Nombre des admissions pendant chaque année déduction faite des malades transférés d'autres établissements.			Nombre des aliénés dont la maladie est imputable à l'alcoolisme.			PROPORTION POUR CENT		
	Hommes	Femmes	Total	Hommes	Femmes	Total	Hommes	Femmes	Sans distinction de sexe
1871	56	49	105	18	5	23	32.14	10.20	21,90
1872	73	79	152	16	6	22	21,92	7,59	14,47
1873	89	75	164	20	10	30	22,47	13,33	18.29
1874	85	65	150	29	7	36	34,12	10,77	24
1875	68	75	143	25	2	27	36,76	2,66	18.88
	371	343	714	108	30	138	29,11	8,74	19,32
1876	99	67	166	36	6	42	36.36	8,95	25,30
1877	72	70	142	23	5	28	31.94	7.14	19,71
1878	93	75	168	20	4	24	21,50	5,33	14,28
1879	78	58	136	16	4	20	20,51	6,89	14.70
1880	75	76	151	23	7	30	30,66	9,21	19,86
	417	346	763	118	26	144	28,29	7,51	18,87
1881	75	67	142	18	3	21	24	4.47	14,78
1882	62	55	117	24	3	27	38,70	5,45	23,07
1883	60	78	138	16	6	22	26,66	7,69	15,94
1884	64	62	126	15	3	18	23,43	4,83	14.28
1885	65	59	124	19	4	23	29,23	6,77	18,54
	326	321	647	92	19	111	28,22	5,91	17,15

Depuis 1885, le nombre des admissions alcooliques oscille autour de 30 % pour les hommes et 8 % pour les femmes. Beaucoup de ces malades sont internés à la suite d'un examen médico-légal qui les a reconnus irresponsables de l'acte criminel commis par eux. Nous comprenons dans ce chiffre de 30 % les alcooliques purs et les dégénérés alcoolisés, ceux-ci étant beaucoup plus nombreux que ceux-là.

Quant à la question si intéressante du rapport de la paralysie générale et de l'alcoolisme, il n'est peut-être pas inutile de noter ce fait que le nombre des paralytiques généraux est resté à peu près stationnaire depuis l'ouverture de l'asile et qu'il n'a nullement suivi la progression de la consommation alcoolique.

En 1899, sur 108 aliénés de l'Eure, entrés pour la première fois, il existait 11 paralytiques généraux, soit près de 10 %. En 1895, ce rapport était de 12 pour 120, soit 10 %. Les chiffres des années précédentes donnent sensiblement la même proportion.

XI

CONSÉQUENCES FINANCIÈRES

« Si vous avez l'illusion que nous avons épuisé la liste de nos misères, hâtez-vous de la perdre. Tout se tient dans une société, les intérêts comme les citoyens, et nous serions trop heureux si, après avoir payé à la folie, au crime et à la décrépitude d'aussi lourdes dîmes, nous avions au moins la consolation de sauver le numéraire. Croyez-vous que ce soit impunément pour les deniers publics que nous tenons enfermés des milliers d'aliénés alcooliques ou fils d'alcooliques, que nous gardons sous

clef les milliers de malfaiteurs que nous devons à
l'alcool, que nous hospitalisons les infirmes, les épileptiques et les idiots? Croyez-vous que le chômage du
lundi de paresse, que le repos forcé dû à la maladie n'ont
pas de répercussion du côté de la bourse des contribuables? Quand les bras chôment, l'estomac ne chôme pas; il
faut nourrir les affamés sans frais, il faut réchauffer les
petits qui grelottent quand le père se tue au cabaret. Où
l'assistance publique puise-t-elle ses ressources? Qui
fera le décompte de l'argent gâché pour la seule satisfaction d'impulsions maladives, de passions grossières, de
jouissances malsaines ou de préjugés néfastes. Il serait
temps de dire bien haut où va l'argent[1]. » (Legrain.)

M. Rochard[2] a essayé d'évaluer, pour l'année 1887, les
dépenses occasionnées en France par l'alcool. Il estime
le prix de l'eau-de-vie consommée à 90 millions, le coût
des journées de travail perdues à 960 millions, les frais
de traitement pour maladies à 70 millions, les frais
d'internement des aliénés à 3 millions, les frais de
répression pour les crimes à 9 millions et le coût des
suicides et des morts accidentelles à 5 millions. C'est
un total de 1 milliard 138 millions, et cette somme colos-
sale est considérablement dépassée aujourd'hui, puisque
l'impôt sur les spiritueux a produit à lui seul 256 millions en 1894.

Si le même travail était fait pour le département de
l'Eure, on serait probablement effrayé du résultat. Sans
traiter à fond cette question, nous pouvons tout au
moins donner quelques renseignements.

[1] Cité par M. Guillemet: in rapport sur le monopole de la rectification
des alcools, *Journal officiel*, 1897.

[2] Rochard. L'alcool, son rôle dans les sociétés modernes. *Revue des
Deux Mondes*, 1886.

Frais de séjour des indigents de l'Eure à l'asile d'Evreux depuis la fondation.

ANNÉES	DÉPARTEMENT	COMMUNES	FAMILLES	TOTAL
	Francs.	Francs.	Francs.	Francs.
1869	141.411	28.960	9.790	180.162
1870	142.591	29.405	10.489	182.386
1871	131.231	26.968	7.514	165.743
1872	137.793	28.613	7.883	174.291
1873	142.692	30.039	8.446	181.179
1874	160.409	35.361	9.500	205.270
1875	169.233	37.719	11.348	218.300
1876	173.387	38.514	13.986	225.888
1877	171.521	38.786	13.728	224.036
1878	173.064	38.081	15.138	226.284
1879	177.069	38.288	13.263	228.622
1880	180.427	40.007	15.493	235.927
1881	187.044	41.624	13.974	242.642
1882	186.231	41.959	12.766	240.958
1883	184.371	42.682	13·090	240.144
1884	191.062	44.968	13.883	249.913
1885	193.134	44.770	13.477	251.382
1886	195.836	44.907	15.198	255.941
1887	197.238	45.249	13.714	256.202
1888	197.072	46.190	14.587	257.850
1889	200.267	47.119	13.716	261.103
1890	198.359	47.333	14.212	259.904
1891	200.384	48.361	14.155	262.900
1892	196.246	48.792	13.996	259.035
1893	199.258	49.201	14.377	262.837
1894	203.918	50.267	14.093	268.279
1895	202.538	49.158	15.381	267.077
1896 [1]	190.799	47.173	14.117	252.091
1897	189.130	47.505	14.035	250.671
1898	194.066	47.586	14.218	255.871

[1] Diminution du prix de journée.

Le budget départemental est de plus en plus obéré chaque année par les dépenses d'assistance publique. Depuis cinquante ans, les frais occasionnés par le traitement des aliénés indigents a triplé, alors que la construction d'un asile aurait dû, l'installation une fois payée, diminuer les charges des contribuables.

En 1850, la somme consacrée à ce service était de 86.000 francs, y compris la contribution des communes et des familles. En 1855, elle s'élevait à 103.000 francs ; en 1860 à 134.000 francs ; en 1864 à 164.000 et l'on voit, par le tableau de la page précédente, la progression depuis l'ouverture de l'asile d'Evreux.

Le service des enfants assistés, comprenant les enfants trouvés et ceux moralement abandonnés, a nécessité la même progression des dépenses, progression portant principalement sur ces derniers.

La loi du 24 juillet 1889 a voulu retirer aux parents indignes les malheureux enfants qui, livrés à eux-mêmes et poussés au vice par les mauvais exemples, étaient voués, fatalement, à l'ignorance, au vagabondage, au vol, à la prostitution, etc. Cette loi, essentiellement humanitaire et de préservation sociale, est appelée à retirer de l'armée du crime, pour en faire des travailleurs et des honnêtes gens, quantité d'infortunés qui auraient été corrompus par l'influence du milieu. Ce sont les tribunaux qui prononcent la déchéance paternelle et confient les droits de garde et de tutelle des enfants à l'Assistance publique.

Il faut lire les considérants des jugements pour se rendre compte du rôle immense de l'alcoolisme dans l'indignité des parents. Partout c'est la même histoire lamentable : « le père ou la mère se livrent à l'ivrognerie la plus effrénée et sont d'une inconduite notoire ».

De 1890 à 1899, les tribunaux du département de

l'Eure ont rendu 283 jugements de déchéance paternelle, sur lesquels 226 ont eu pour cause primordiale
l'intempérance scandaleuse des parents. Étant données les
mœurs du pays, on ne saurait s'étonner que le nombre
des pupilles de l'Assistance s'accroisse chaque année. Il
était de 186 en 1890 ; il approche de 700 en 1899, et ce
n'est pas se montrer grand prophète que de prévoir une
constante augmentation.

On se plaint journellement du poids des impôts, chacun répète à l'envi qu'on ne travaille plus « *que pour le
gouvernement* », que le minotaure dévore tout, que le per-
cepteur encaisse le fruit de tous les labeurs. Que dirait
le contribuable si on venait lui prouver que cet argent
des impôts directs versé avec tant d'amertume est moins
considérable que celui donné volontairement à l'État
pour satisfaire ses habitudes malsaines et ses vices. La
chose est facile à faire, tout au moins pour l'habitant
du département de l'Eure. Il suffit de relever pour chaque année le produit des impôts directs et celui des contributions indirectes, concernant seulement les boissons
et le tabac. On y trouvera un rapprochement intéressant.

En effet, depuis 1895, les habitants de l'Eure paient plus
en contributions indirectes (alcool et tabac seulement)
qu'en impôts directs, et pour les années 1898 et 1899, la
différence a été de plus d'un million.

Le rendement des boissons est passé de 2.500.000 fr.
en 1879 à 6.450.000 francs en 1899. Cette progression
mérite d'autant plus d'être signalée que nous sommes
ici dans un pays contenant 25.000 bouilleurs de cru, où
par conséquent la plus grande partie de l'eau-de-vie
consommée échappe au fisc.

ANNÉES	IMPÔTS DIRECTS	CONTRIBUTIONS INDIRECTES		
		Boissons.	Tabac.	Total
1879	9.826.000	2.567.000	1.916.000	4.483.000
1880	9.630.000	2.764.000	1.939.000	4.703.000
1881	9.405.000	2.921.000	1.949.000	4.870.000
1882	9.429.000	5.751.000	4.177.000	9.928.000
1883	9.447.000	5.892.000	4.294.000	10.186.000
1884	9.511.000	5.666.000	4.350.000	10.016.000
1885	9.556.000	5.475.000	4.305.000	9.780.000
1886	9.609.000	5.092.000	4.244.000	9.336.000
1887	9.645.000	5.299.000	4.274.000	9.573.000
1888	9.663.000	5.436.000	4.181.000	9.517.000
1889	9.701.000	5.394.000	4.099.000	9.493.000
1890	9.820.000	5.897.000	4.108.000	9.905.000
1891	8.852.000	6.022.000	4.026.000	10.048.000
1892	8.878.000	6.260.000	4.022.000	10.282.000
1893	8.902.000	6.040.000	3.927.000	9.967.000
1894	8.996.000	5.167.000	3.883.000	9.050.000
1895	9.036.000	5.143.000	3.924.000	9.067.000
1896	9.069.000	5.330.000	4.007.000	9.337.000
1897	9.084.000	5.746.000	3.983.000	9.729.000
1898	9.163.000	6.199.000	4.005.000	10.204.000
1899	9.218.000	6.447.000	4.034.000	10.481.000

XII

CONCLUSIONS

Quelle conclusion tirer de cette étude ? L'alcoolisme
est un mal qui anéantit les forces vives d'une nation. Il
tue l'individu et, avant de le tuer, le déprave et l'avilit.
En accroissant par la voie héréditaire la foule des faibles
d'esprit, des criminels et des aliénés, le poison contribue,
pour une large part, à la déchéance de la race. Perte du
capital humain par la multiplication des morts préma-
turées, perte du capital intellectuel par l'accentuation de
la dégénérescence, tel est le bilan de ce fléau.

« L'alcool, a dit Gladstone, fait de nos jours plus de ravages que les trois maux historiques : la famine, la peste et la guerre. Plus que la famine et la peste, il décime ; plus que la guerre, il tue ; il fait plus, il déshonore. » Un peuple n'est puissant que par le nombre, la vigueur physique, intellectuelle et morale de ses enfants. L'alcoolisme nous pousse donc peu à peu vers la décadence par la soustraction incessante de forces sociales.

Entre toutes les régions de la France, la Normandie est menacée de ce péril. Sa population diminue tandis que monte le flot des criminels et des fous. Cette contrée au climat tempéré, à la terre fertile, voit chaque année un grand nombre de ses enfants emportés par la maladie du suicide, maladie dont ils ne soupçonnent pas la cause. Après bien d'autres, nous venons signaler le danger dans ce pays qui nous est cher à plus d'un titre. La saine raison du Normand saura terrasser ce fléau, d'autant plus à craindre qu'il semble inaperçu. Elle le retiendra sur la pente qui l'entraîne. Nous sommes ici en présence d'un fond si fécond de volonté forte, de calcul patient et de ressources matérielles, qu'on peut espérer de cette riche province un intelligent et courageux effort de relèvement.

Nota. — Un résumé de ce travail avec les cinq graphiques qu'il contient a paru dans la *Revue générale des Sciences pures et appliquées*, juillet 1901.

ANNEXES

ANNEXES

Tableau *présentant les quantités d'alcool, de vin et de cidre consommées dans l'Eure pendant les années 1897 à 1898 avec l'indication de la population et du nombre de débits de boissons établis dans ce département*[1].

ANNÉES	POPULATION	QUANTITÉS CONSOMMÉES.			NOMBRE de débits.
		Alcools à 100°	Vin.	Cidre.	
		hectolitres.	hectolitres.	hectolitres.	
1827	421.665	8.652	35.941	175.811	2.565
1828	»	8.373	36.840	167.059	2.761
1829	»	8.244	32.248	167.348	2.767
1830	»	9.202	33.430	152.936	2.717
1831	424.248	9.733	43.167	153.905	3.309
1832	»	11.845	44.294	235.737	3.149
1833	»	11.289	44.466	187.414	3.296
1834	»	11.794	46.974	154.990	2.856
1835	»	10.819	46.724	173.784	2.992
1836	424.762	10.815	51.859	192.692	2.784
1837	»	11.001	55.528	205.123	2.919
1838	»	12.285	61.297	218.181	3.075
1839	»	13.298	74.250	197.719	2.970
1840	»	14.181	60.451	181.319	3.097
1841	425.780	14.455	61.771	189.498	3.524
1842	»	15.338	58.519	195.676	3.709
1843	»	15.808	49.320	194.848	3.857
1844	»	16.033	49.173	190.853	3.827
1845	»	17.294	44.868	194.735	4.002
1846	423.247	17.009	47.740	181.677	3.967
1847	»	17.351	40.681	190.185	3.932
1848	»	14.839	43.030	189.067	3.755
1849	»	15.448	48.694	199.148	3.786
1850	»	15.500	47.664	205.447	3.887
1851	415.777	16.171	47.651	193.908	4.058
1852	»	15.185	47.874	239.326	3.836
1853	»	14.570	46.686	212.395	3.691
1854	»	12.678	48.865	202.654	3.495
1855	»	13.900	42.387	189.222	3.531

[1] Nous devons ces chiffres à l'extrême obligeance de M. Cochet, directeur des contributions indirectes à Evreux.

ANNÉES	POPULATION	QUANTITÉS CONSOMMÉES EN			NOMBRE de débits
		Alcool à 100°.	Vin.	Cidre.	
		hect.	hect.	hect.	
1856	404 665	15.617	43.982	152.302	3.318
1857	»	17.647	50.986	145.171	3.431
1858	»	19.770	57.300	145.961	3.423
1859	»	20.495	55.667	156.089	3.590
1860	»	20.011	57.947	164.391	3.679
1861	398 661	19.107	53.664	177.283	3.733
1862	»	19.721	57.014	163.045	3.805
1863	»	19.992	58.018	173.558	3.955
1864	»	19.936	65.527	186.303	4.054
1865	»	19.029	53.740	252.316	4.022
1866	394 467	22.077	57.093	238.419	4.109
1867	»	20.456	55.412	263.999	4.135
1868	»	20.274	67.315	259.838	4.091
1869	»	22.561	71.330	246.070	4.037
1870	»	19.532	59.787	249.880	4.138
1871	»	22.681	56.078	375.049	4.247
1872	377 874	19.289	69.581	210.691	4.293
1873	»	24.541	74.328	205.717	4.264
1874	»	24.357	57.194	218.080	4.298
1875	»	27.863	68.147	727.790	4.655
1876	373 629	25.450	69.393	324.606	4.818
1877	»	26.594	67.249	501.827	4.753
1878	»	25.319	74.764	393.778	4.707
1879	»	25.975	66.084	284.626	4.731
1880	»	30.071	60.020	232.686	4.709
1881	364 291	35.744	61.420	465.571	4.939
1882	»	44.385	78.208	442.766	4.949
1883	»	46.077	83.174	512.204	4.916
1884	»	46.755	69.413	515.301	4.894
1885	»	44.386	64.883	571.926	4.839
1886	358 829	41.981	62.536	672.726	4.850
1887	»	44.679	69.817	566.049	4.857
1888	»	49.248	64.938	521.081	4.791
1889	»	51.329	64.321	522.475	4.788
1890	»	54.942	72.588	629.259	4.793
1891	349 471	56.652	68.982	638.110	4.806
1892	»	55.908	73.917	665.425	4.839
1893	»	55.450	79.304	967.214	4.858
1894	»	54.210	82.400	1.525.239	4.745
1895	»	54.020	92 258	954.751	4.693
1896	340 652	54.450	88 500	727.400	4.662
1897	»	55.498	76 880	544.907	4.674
1898	»	56.015	72 238	638.452	4.689

Ordonnance du Roy sur le fait des droits d'aide en Normandie. Juin 1680.

Titre XXXIX. Des droits sur l'eau-de-vie. — I. Nos droits de cent sols et d'augmentation que Nous avons fixez à six livres quinze sols pour chacun muid mesure de Paris et pour les autres vaisseaux à proportion, seront levez sur l'Eau-de-vie entrant tant par eau que par terre, dans la Ville, Fauxbourgs et Banlieuë de Roüen ; ensemble dans les Villes et Fauxbourgs du Havre et de Dieppe, soit pour y être consommée ou vendue ou pour passer debout, en ce non compris nos Droits de Subvention à l'Entrée.

II. Nos droits de gros, de détail et d'augmentation, seront levez à raison de vingt-six livres, à quoi Nous les avons fixez pour chacun muid d'Eau-de-vie entrant en nos villes, Fauxbourgs et Banlieuës de Roüen et Caen, pour y être consommée ou qui y sera façonnée ; et seront nos Droits païez pour l'Eau-de-vie qui sera déclarée à l'Entrée, pour être transportée ailleurs, si les Marchands ou autres ne la font enlever dans la quinzaine du jour de la déclaration.

III. Voulons que dans les autres lieux du Ressort de nôtre Cour des Aides de Roüen, le quatrième réduit au cinquième, soit levé sur l'Eau-de-Vie vendue en détail ; ensemble nos Droits de Subvention, tant à l'Entrée qu'à la consommation, à raison de cinq livres huit sols pour muid mesure de Paris et pour les autres vaisseaux à proportion : N'entendons néanmoins que la Subvention soit païez à l'Entrée, sinon dans les lieux sujets à nos Droits de Subvention à l'Entrée sur le vin.

IV. Défendons de rien exiger de ceux qui aïant acheté l'Eau-de-Vie à pot ou à pinte, la revendent à porte-col au coin des rües à petites mesures, quatre ou six deniers, ou un sol au plus, à peine de concussion.

V. Enjoignons à tous vendans Eau-de-vie, à la réserve de ceux compris en l'article précédent, d'avoir des vaisseaux qui puissent soûfrir la roüanne et recevoir la marque des Commis. à peine de confiscation et de cent livres d'amende.

VI. Voulons au surplus que les Règlements que nous avons faits pour le vin, pour nos droits d'Entrée, de Gros, de Quatrième et de Subvention, soient exécutez pour l'Eau-de-vie...

Edit du Roy :

Qui ordonne que le Droit de Quatrième sera levé en entier avec les augmentations sur l'Eau-de-vie vendüe en détail en Normandie, même dans les viiles du Havre et Dieppe, excepté Roüen et Caën :

Fait défenses de tenir aucun Magasin ou Entrepôt d'Eau-de-vie, dans les trois lieuës des villes de Roüen, Caën, le Havre et Dieppe, à peine de trois mille livres d'amende, et au fermier de le permettre.

Du mois de décembre 1686.

Louis, par la grâce de Dieu Roy de France et de Navarre : A tous présens et à venir, Salut.

Sur les avis qui nous ont été donnez des Provinces de nôtre Roïaume, Païs, et Terres de nôtre obéissance que la consommation des Eaux-de-vie s'engmentait de telle sorte, que si Nous n'y aportions quelque remède, il s'ensuivrait une diminution considérable des Droits qui se lèvent sur les vins, aussi bien que du Commerce qui se fait de cette marchandise entre nos Sujets et les Étrangers; à quoi Nous avons pourvu dans le Ressort de notre Cour des Aides de Paris, par nôtre Déclaration du présent mois. Et désirant donner les mêmes ordres pour nôtre Province de Normandie : A ces causes, de l'avis de nôtre Conseil et de nôtre certaine science, pleine puissance et autorité Roïale ; Nous avons par ces présentes signées de nôtre main, dit, déclaré et ordonné, disons, déclarons et ordonnons, Voulons et Nous plût, que le Droit de Quatrième soit levé en entier avec les Parisis, sol et six deniers pour livre dudit Droit de Quatrième que Nous avons fixez au tiers dudit Quatrième sur l'Eau-de-vie vendüe en détail dans toutes les Villes, Bourgs et lieux de notre Province de Normandie ; même dans ceux qui sont exemts de l'ancien Droit de Quatrième sur les vins et boissons et en ceux qui jouïssent en entier ou de portion d'icelui, à titre d'octroi ou autrement, en quelque sorte et manière que ce soit ; à l'exception de nos villes, fauxbourgs et banlieuës de Roüen et Caën où les droits sur l'eau-de-vie seront paiëz, ainsi qu'il est porté par notre ordonnance du mois de juin 1680, sans préjudice du droit de subvention aux entrées où le droit est païable à la consommation, lequel droit de subvention soit à l'entrée, soit à la consommation, nous avons fixé à cent-huit sols. Et attendu le païement ci-dessus par Nous ordonné du droit de quatrième et augmentation, dans toute l'étendue de la province et que nous entendons avoir lieu dans nôtre ville et fauxbourg du Havre ; voulons que les dites eaux-de-vie demeurent déchargées du droit de dix-huit deniers pour pot que nous avons ci-devant fixez à douze livres pour muid... Déclarons les marchands d'eau-de-vie tant en gros qu'au détail sujets au païement du droit annuel ainsi qu'il est ordonné pour le vin par nôtre règlement du mois de juin 1680. Défendons à toutes personnes de faire ou tenir aucuns magasins ou entrepôts dans les trois lieuës des environs de nos villes de Roüen, Caën, le Havre et Dieppe, et à nos Fermiers de le permettre, sous quelque prétexte que ce soit. Déclarons les droits d'entrées, Gros où il a cours, Quatrième, Subvention, Augmentation et autres par Nous établis sur les eaux-de-vie, Nous appartenir. Défendons aux Maires et Échevins des villes et lieux où ils seront perçus, même de ceux qui en joüissent, ou de portion, sous prétexte d'octroi ou autrement de troubler nos Fermiers en leur joüissance. Voulons, au surplus, que les articles de nôtre ordonnance du mois de juin 1680, expédiée par nôtre province de Normandie, concernans les droits sur les eaux-de-vie, auxquels il n'est point dérogé par ces Présentes, soient exécutez selon leur forme et teneur, et le contenu aux Présentes, à commencer du 1er janvier prochain. Si donnons en mandement, etc.

Déclaration du Roy :

Portant règlement pour la vente en gros des eaux-de-vie dans la province de Normandie, en barils de trente pots ; pour la vente en détail et pour la perception des droits.

Du 6 janvier 1699.

Louis par la grâce de Dieu roy de France et de Navarre : A tous ceux que ces présentes Lettres verront, salut. Nous avons été informé par les Fermiers des Aides de nôtre province de Normandie, que nonobstant les précautions que nous avons prises par nôtre Ordonnance du mois de juin 1680 et nôtre Déclaration du mois de décembre 1686 qui règlent la perception de nos droits sur l'eau-de-vie, pour Nous en assurer ceux de détail et prévenir les frandes, les Bouilleurs et Marchands d'eau-de-vie de ladite Province voulaient introduire un usage abusif, dont l'exécution et la suite détruiraient la meilleure partie desdits Droits de détail en faisant la vente et transports de leurs eaux-de-vie en des barils de toute sorte de contenence, de vingt, quinze et dix pots et même au-dessous, sans en payer aucuns Droits de quatrième ; prétendans que cette vente ne peut être censée vente au détail, mais bien en gros, sous prétexte que par l'article V du Titre des Droits sur l'eau-de-vie de nôtre dite ordonnance, il est enjoint auxdits Boüilleurs et Marchands, de se servir de vaisseaux qui puissent souffrir la Marque et recevoir l'empreinte de la roüanne des Commis ; d'où ils ont tiré une mauvaise conséquence, que lesdits barils étant de bois et pouvans recevoir la Marque, ils étaient exemts du quatrième ; et sur ce fondement tous lesdits Boüilleurs et Marchands distribüent toute leur eau-de-vie et en fournissent le Public : en sorte que nos Fermiers se trouvent frustrez de nos Droits de Détail sur la meilleure partie de l'eau-de-vie qui se vend et consomme dans ladite province, où lesdits Boüilleurs et Marchands sont les seuls qui en font le commerce... A ces causes et autres à ce Nous mouvant, de l'avis de nôtre conseil et de nôtre certaine science, pleine puissance et autorité Roïale, Nous avons, en interprétant ledit article V du Titre des Droits sur l'eau-de-vie de notre Ordonnance des Aides du mois de juin 1680, pour nôtre Province de Normandie, dit, déclaré par ces présentes, disons, déclarons et ordonnons :

ARTICLE I. — Que la vente en gros de l'eau-de-vie dans nôtre Province de Normandie ne pourra être faite en des vaisseaux de moindre continence que de trente pots, faisans soixante pintes mesure de Paris ; à l'éfet de quoi, tous Boüilleurs, Brasseurs, Marchands en gros et autres qui en feront la vente, seront tenus d'en faire déclaration aux Bureaux établis par nos Fermiers des Aides, laquelle contiendra le nom et demeure de l'Acheteur, la quantité et si elle est destinée pour être vendue en détail ou non, dont ils prendront un congé de remuage pour l'enlèvement...

II. — Déclarons toutes les ventes d'eau-de-vie qui se feront par les Boüilleurs, Brasseurs, Marchands en gros ou autres, en Barils ou vaisseaux de moindre continence desdits trente pots, être une vente en détail, et comme telle sujète à nos droits de quatrième...

IV. — Défendons pareillement à tous Vendans eau-de-vie en détail, autres que ceux qui, en aïant acheté à pot ou à pinte, la revendent à porte-col au coin des rües à petite mesure, de quatre et six deniers ou un sou au plus, d'en avoir chez eux ni sur leurs étalages, en bouteilles, pots, pintes, cruches ou autres Vaisseaux de semblable qualité, sous prétexte d'être plutôt servie aux Buveurs. Leur enjoignons de l'avoir en Vaisseaux qui puissent recevoir la Marque et être exercés par les Commis et d'y tirer à mesure ce qui leur en sera demandé, soit pour emporter ou pour être servi aux Büveurs, sous peine de confiscation de ladite eau-de-vie et de cent livres d'Amende.

Si donnons en Mandement, etc.

ARREST DE LA COUR DES AIDES DE PARIS,

Qui fait défenses de revendre de l'Eau-de-Vie à petite mesure, sans avoir des Vaisseaux qui puissent soûfrir la

Marque des Commis, si ce n'est à porte-col au coin des rües.

Du 27 novembre 1699.

Louis par la grâce de·Dieu roy de France et de Navarre : Au premier des Huissiers de nôtre Cour des Aides, Comparans judiciairement en nôtre dite Cour Daniel Maulgué, Fermier des Aides et Droits y joints de la ville et Élection de Laval, Apelant d'une Sentence rendüe par les Oficiers de ladite élection de Laval le 30 août 1698, par laquelle main-levée et délivrance pure et simple aurait été faite à l'Intimée ci-après nommée, des choses sur elle saisies, à la représentation l'Apellant, ses Commis et cautions, ensemble les dépositaires contraints par corps; atendu que par l'article VI du Titre des Droits sur l'Eau-de-Vie, de l'Ordonnance sur le fait des Aides, il est permis aux Particuliers de vendre de l'eau-de-vie à petites Mesures au coin des rües et à porte-col; et que c'est l'usage de vendre aux Passans et d'étaler les petites Mesures sur les Boutiques aux coins des rües et attendu que les rües sont trop étroites pour y mettre des Tables, défenses auraient été faites audit Apellant et à ses Commis, de procéder par voïe de saisie à l'avenir des Eaux-de-Vie et vaisseaux de petites Mesures des débitants de ladite Eau-de-Vie ainsi étalez, qui n'en vendent qu'à petites Mesures de quatre, six deniers et un sol au plus, après l'avoir achetée au Pot et à la Pinte de ceux qui en ont païé les Droits, suivant l'Ordonnance, d'une part : et Anne Richard, veuve René Beaugendre, Intimée d'autre part... Ladite cour déclare la Bouteille de terre et la Pinte d'Eau-de-Vie y contenüe, ensemble les deux Pots d'étaim et cinq Tasses de faïance, saisis sur ladite Richard, par procès-verbal du 12 juillet 1698, acquis et confisqué au profit dudit Maulgué : fait défenses à ladite Richard de revendre de l'Eau-de-Vie à petites Mesures, si ce n'est à Porte-col et aux coins des rües et au cas qu'elle veüille en revendre autrement, lui enjoint d'avoir des vaisseaux qui puissent soûfrir la roüanne et recevoir la marque des Commis, conformément à l'Ordonnance.

Déclaration du Roy :

Qui défend la fabrication des Eaux-de-vie de Syrops, Mélasses, Graines, Bières, Baissières, Marc de Raisins, Hydromel, et toutes autres Matières que le Vin :

Permet la fabrication de l'Eau-de-Vie de Cidre et Poiré, dans les Provinces de Normandie et de Bretagne.

Du 24 Janvier 1713.

Louis par la grâce de Dieu roy de France et de Navarre : A tous ceux qui ces présentes Lettres verront Salut. L'atention particulière que Nous avons toujours euë à procurer à nos Sujets tous les avantages possibles dans leur Commerce et à y entretenir une exacte fidélité qui en doit être le plus solide fondement, Nous aïant engagé à faire examiner s'il convenait de permettre dans notre Roïaume la fabrique, l'usage et le commerce des Eaux-de-Vie de Sirops, Mélasses, Graines, Bières, Lies, Baissières, Marc de Raisins, Hydromel, Cidre, Poiré et autres matières ; Nous aurions ordonné par Arrest de nôtre Conseil du 9 septembre 1710 que sur l'utilité ou inconvénient de ces sortes d'Eaux-de-Vie, les Commissaires départis pour l'exécution de nos Ordres dans les diférentes Provinces de nôtre Roïaume, entendraient les Lieutenants Généraux de Police, les Maires, Échevins, Jurats, Capitouls et autres Oficiers municipaux, les Juges-Consuls et principaux Négociants des Villes et lieux de leur Département : par la lecture des Procès-Verbaux desdits ci-dessus dénommez, il a été reconnu que la fabrique des Eaux-de-Vie de Syrops, Mélasses, Graines, Lies, Bières, Baissières, Marc de Raisins et Hydromel, causerait un tort considérable au commerce des Eaux-de-vie de Vin ; et que d'ailleurs, elles sont d'un usage préjudiciable au corps humain par la qualité des matières qu'on fait entrer dans leur composition, qu'il est d'une nécessité indispensable de les défendre : il a été en même tems reconnu que les Eaux-de-vie de Cidre et de Poiré n'aïant rien de nuisible pour ceux qui sont accoûtumez à en user, quoique d'ailleurs fort inférieures à celles de Vin, pouvaient être permises dans notre Province de Normandie et dans celle de Bretagne, à l'exception de l'Evêché de Nantes, avec d'autant plus de raison, qu'un des principaux revenus de ces deux Provinces provient des arbres fruitiers qui y croissent en abondance, mais que lesdites Eaux-de-vie doivent être au contraire défenduës dans toutes les autres Provinces de nôtre Roïaume, par la crainte du mélange frauduleux qui pourrait en être fait avec celle du Vin ; ce qui serait capable de donner une ateinte considérable au commerce important qui se fait de ces dernières, tant au dedans qu'au dehors du Roïaume. A ces Causes, désirant maintenir la bonne loi de la pureté du Commerce, éviter tout ce qui pourait l'altérer ou le diminuer, nous disons, déclarons et ordonnons, voulons et Nous plaît ;

ARTICLE I. — Que très expresses inhibitions et défenses soient faites comme nous les faisons par ces présentes à toutes personnes de quelque qualité et condition qu'elles soient de fabriquer aucune Eau-de-vie de Syrops, Mélasses, Graines, Lies, Bières, Baissières, Marc de Raisin, Hydromel et toutes autres matières que de Vin et d'en faire aucun commerce dans toute l'étendue de notre Roïaume Païs, Terres et Seigneuries de notre obéïssance.

II. — Défendons aussi, sous les mêmes peines, la fabrication des Eaux-de-vie de Cidre et de Poiré dans toute l'étenduë de notre Roïaume à l'exception de la Province de Normandie et des diférents Diocèses qui composent celle de Bretagne, à la réserve du Diocèse de Nantes.

III. — Défendons le transport desdites Eaux-de-Vie de Cidre et de Poiré, dont Nous permettons la fabrication dans lesdites Provinces de Normandie et de Bretagne, à l'exception du Diocèse de Nantes, de l'une desdites Provinces à l'autre et dans tous les autres lieux et Provinces de notre Roïaume, à peine de deux mille livres d'amende et de confiscation tant des Eaux-de-vie que des voitures sur lesquelles elles se trouveront chargées.

IV. — Faisons pareillement, inhibitions et défenses, sous les peines ci-dessus mentionnées, de transporter lesdites

Eaux-de-vie de Cidre et de Poiré dans les Païs Étrangers ; et à cet effet d'en enlever et embarquer sur les vaisseaux étrangers, non pas même pour la consommation de leurs équipages.

V. — Permettons néanmoins aux Armateurs et Négocians de notre Roïaume, d'embarquer lesdites Eaux-de-vie de Cidre et de Poiré pour les équipages des vaisseaux Français qui naviguent de Port en Port seulement, sans qu'ils puissent en faire aucun commerce, soit dans les Ports de France ou dans les Ports étrangers, ni même en embarquer pour les voïages de long cours.

VI. — Défendons le mélange des différentes espèces d'Eau-de-vie ci-dessus mentionnées et prohibées avec celle du Vin.

Si donnons en mandement, etc.

Les corps constitués font depuis quelques années tous leurs efforts pour enrayer le fléau alcoolique. Le Conseil général de la Seine-Inférieure a voté dans sa séance du 27 août 1900 la proposition suivante due à la patriotique initiative de M. le Dr Tourdot.

Propositions de MM. le Dr Tourdot, Dr Duputel, Dr Marquezy, Dr Lesouël et Homais, membres du Conseil général de la Seine-Inférieure.

« La question de l'alcoolisme n'a rien perdu de son actualité, malgré le cri d'alarme poussé par les hygiénistes depuis plus de vingt ans, malgré les travaux concluants des expérimentateurs affirmant que tout alcoolique est toxique, et les observations de la clinique étendant tous les jours le cadre des maladies engendrées par lui; malgré enfin l'abîme social qu'il ouvre sous nos pas, si nous ne nous hâtons de remonter la pente que nous avons si facilement descendue.

« Puisque le département de la Seine-Inférieure a le triste privilège d'occuper le premier rang dans la consommation de l'alcool, et qu'il est nécessairement un des plus menacés,

ÉVREUX, IMPRIMERIE DE CHARLES HÉRISSEY